U0035890

AQUARIUS

AQUARIUS

AQUARIUS

AQUARIUS

Catcher

一如《麥田捕手》的主角，
我們站在危險的崖邊，
抓住每一個跑向懸崖的孩子。
Catcher，是對孩子的一生守護。

親愛的小孩，今天有沒有哭

兒少精神科醫師
與他陪伴的風雨家庭

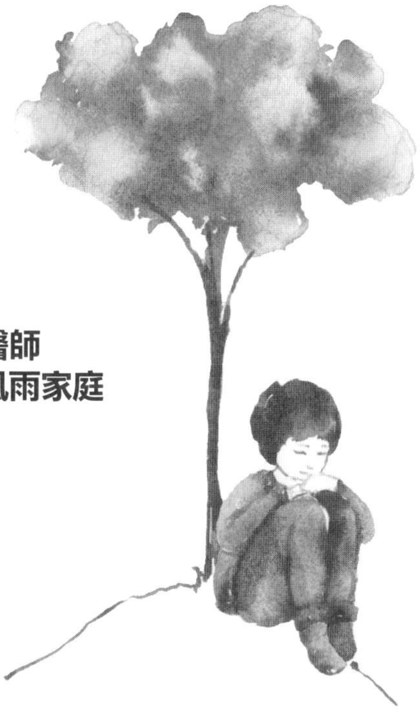

謝依婷——著（兒童青少年精神科主治醫師）

【推薦序】

從淚水的來處，陪孩子走向光

文◎蔡淇華（台中惠文高中教師兼圖書館主任／作家）

「她考4A1B，但沒關係，」身旁的一位母親自我安慰：「還好，家裡還有另一個會念書的孩子。」

女兒低下頭，無聲行走。她知道，她不是母親引以為傲的孩子。

我無法想像，這位家長竟然只以家中考5A的孩子為榮。當下好想告訴這位母親，別給孩子那種失敗的眼神，因為我見過太多孩子，被父母親如刀劍的眼神傷害過，終生，無法痊癒。如同謝依婷醫師在《親愛的小孩，今天有沒有哭——兒少精神科醫師與他陪伴的風雨家庭》一書中所言：「被認為有狀況的小孩，其實是家庭問題的照妖鏡。」

//

根據內政部資料，台灣近十年（一〇二至一一一）共有超過五十萬對配偶離婚。而主計總處調查，台灣單親家庭的比例快速攀升，在二〇二〇年，已經來到將近九十萬戶！家庭結構的解體，造成青少年情緒問題日益加重。

我曾帶著校刊社學生，以董氏基金會的「青少年憂鬱情緒自我檢視表」，對六百六十六位國、高中生施測，結果顯示，有百分之二十六的國中生憂鬱情緒表現很明顯；高中生竟然更不快樂，所得數據高達一倍，百分之五十二，也就是兩個高中生就有一個自覺不快樂。想不到以「快樂學習」、「適性揚才」為目標的兩次教改後，台灣的孩子竟然越來越不快樂。

衛福部心理健康司司長陳亮妤在二〇二三年六月表示，台灣二〇二二年十五到廿四歲的自殺死亡率，較二〇二一年增加百分之十二．三，是各年齡層中增加比例最高的。陳亮好指出，已知網路使用是增加青少年自殺的風險因子。父母離異、家庭糾紛等，也會增加青少年的自殺風險；再者，憂鬱、焦慮、飲食疾患等因素，也可能提升自殺意念。

對於陳司長的分析，我心有戚戚焉，因為三十年前初任教師時，很少遇見憂鬱的孩子，然而兩年前帶一個文藝社團，竟有接近一半的社員有憂鬱症。去年甚至有一位已輔導上頂大的學生，在暑假輕生，離開世界。

根據健保署的雲端資料，台灣使用抗憂鬱藥物的人數，從二〇〇五年的七十九萬人，逐年快速成長，至二〇二一年，已達一五〇萬四千人，成長近乎一倍——而在這些冰冷的數字下，其實是一個個活生生的生命。

///

這幾年遇到太多傷痕累累的孩子，他們手上常是滿滿的美工刀血痕。為了他們，身為老師必須不斷強化輔導知能，甚至陪伴他們上醫院。

然而在讀了謝依婷醫師的書後，才了解以十八歲以下為對象的兒少精神科（兒童心智科）醫師，在全台灣僅有三百位左右。他們必須通過精神科專科醫師考試後，再接受額外一年的次專科訓練、通過考核，方能成為兒少精神科專科醫師。

感恩謝依婷醫師，願意在兒心醫師身分執業十年後，揉合臨床經驗書寫，為亟需青少年身心輔導知能的師長，寫下這一本「救急」的寶典。

這本書呈現青少年的病徵，也爬梳問題背後的問題。原來「想爸爸想到心痛」的男孩，真正心痛的，是被丈夫拋棄的媽媽。一直沉默的女孩是夾在爭監護權的爸媽之間，無所適從，她以為只要像《鬼滅之刃》的主角彌豆子一樣，選擇沉默，就可以維護這個家。少年嚴重失眠，認為在媽媽眼中，只有考上頂大，他的存在才有意義。

謝依婷醫師筆下一個個失眠、憂鬱、焦慮、情緒疾患、過動、亞斯……孩子背後的故事，使我們讀來恍然大悟：

有時孩子自己流著血，而傷口卻可能是在家庭身上。

期待關心下一代的每個人，都能翻閱這本書。

看完後，你可以學會理解：過度堅強的孩子，可能只是為了被愛；需要安眠藥的孩子，可能是因為家中依附關係動蕩不安；太想治好孩子的憂鬱症，可能帶給孩子更大的壓力；被認為無法專心、不認真的孩子，可能得了「注意力不足症」；還有天才亞斯、因過動被控霸凌、渴望被正常看待的妥瑞氏症孩子等等……都藏在這本書裡，等待謝依婷醫師協助「翻譯」他們心底的聲音，然後得到理解、包容與安放。

亟力推薦大家閱讀《親愛的小孩，今天有沒有哭——兒少精神科醫師與他陪伴的風雨家庭》，讓我們一起從孩子淚水的來處，陪他們走向溫暖、有光的所在。

【自序】

為向光的家庭點亮一盞燈

這本書的主角是孩子與家長，但在此，我想先寫寫兒心醫師。

///

就在六月初，剛好去台北開了台灣兒童青少年精神醫學會的年會。每年都是同樣的會場，同樣的夏天。會場交通對於外地前來赴會的人並不特別方便，天氣總是燠熱，往年步行前往會場總是大汗淋漓，今年遲來的梅雨算是給了難得一次的清涼。

出第一本書《我們的孩子在呼救——一個兒少精神科醫師，與傷痕累累的孩子們》時，我曾寫過，全台僅有兩百多位兒心醫師。今年在會場得知，這兩年台灣的兒心專科醫師總算堪堪超過三百位了。如此小眾的一個次專科，年會會場卻總是擠得水洩不通，全台各地的兒心醫師齊聚一堂，題材迥異的演講、研討會和工作坊百家爭鳴，大家熱烈討論著臨床見到的個案、學術研究的新發現，以及現今台灣兒心醫療的困境等。

每每望著這些前輩、同事以及後進，胸口總是湧上一股驕傲和心疼。這是一群默默為孩子付出的人，大家不懂經營聲量大的網路媒體，不願伐善施勞。在如今長照為重的年頭，健保對兒童相關的醫療給付相對拮据，也因此，兒心醫師在醫院常常是會被檢討「業績怎麼全院倒數？」的一群。偏偏兒心門診費時費力，看不快，也看不多，聽過許多兒心醫師看診到半夜十二點，卻因為延診而被院方罰錢。

第一本書付梓後，陸續有家長攜書前來門診，告訴我因為看了書，所以下定決心讓孩子來尋求協助。我很感動，當初希冀能讓大眾不再對兒心門診卻步的小小初衷算是達成。

然而很快地我發現，隨著疫情、網路及社群媒體的快速發展，甚至星火燎原的「Me Too」現象，現代的人類對於極端快速的各種變遷似乎適應不良。各種霸凌、性平事件頻傳，青少年自殺率節節上升，傳統學校的教育思維似乎也到了一個需要改革的年代，孩子拒學、希望接受實驗教育的情況也越發常見。

而需要回應這一切的大人們顯然也有些措手不及，畢竟這些變化，他們也沒經歷過。老師需要協助班上孩子處理霸凌、性平事件，自身也感到巨大壓力；家長對於孩子想學的才藝從珠心算變成影音剪輯、機器人設計，感到不可思議；而孩子的夢想職業從老師和醫師變成網紅與YouTuber，卻又沒有太多前例可循，爸媽也難以感到放心。

轉型正義和求新求變是現在的常態。但面對這些目不暇給的事件發展，人類大腦需要的反芻及思考卻還來不及跟上，情緒也沒有時間反應及沉澱。

在這些過程中，我們兒心醫師也要努力更新自己，跟上時代變遷，並且在家庭來求助時，給出儘可能可以協助大人和孩子的建議。

兒心醫師的服務對象一直都不只是小孩，還有疲憊挫折的爸爸媽媽、充滿疑惑的阿公阿嬤，甚至是需要支持、陪伴的學校老師和其他專業人員。

兒心醫師門診越看越晚，收拾包包，離開診間下班時，往往整棟門診大樓只剩這一盞燈。

「我們不是全能的，我們是有限的，一個醫師不可能幫助所有病人。」這句話在精神專科受訓時，就有老師對我們說過。然而在真的因為超載、超時，而無法再多接一個遠道而來的小病人時，我還是會打從心裡感到自責。接著就是不斷地想：「兒心的需求這麼多，孩子是未來的希望，為何我們卻沒能爭取到更多的資源？」

疫情結束後，幾家有兒心醫師的醫療院所接到健保局發函，要求解釋「為何貴院所申報兒心治療的比例較其他一般精神科診所為高？」。也聽聞有醫師因為在疫情期間提供兒心視訊看診而被核刪[1]上百筆，理由是「兒童不適合以視訊進行心理治療」。

我理解政府因醫療支出太高，需要樽節補洞。然而此般作為，對於投入兒心服務的醫師實在心寒，不懂為何在健保體制下，我們為兒童精神醫療付出，竟是如此吃力又不討好。

同時也不解——對於如今兒少越發嚴峻、難解的心理健康議題：霸凌、性平、拒學和自殺[2]，許多媒體或網路ＫＯＬ都疾呼應更加重視兒少心理健康，然而我們看見學校的特教、輔導諮商資源吃緊，僧多粥少，許多孩子根本排不上學校的心理諮商或是使用特教資源[3]；而身為後端接受轉介的醫療單位，平時都已感到難以消化這麼多孩子和家庭，卻有公文荒謬地要醫師解釋為什麼看這麼多兒心個案。

在如此不友善的醫療環境下，我對於未來是否有更多人願意投身兒心這領域，不禁感到擔憂。

1「健保核刪」意指當次看診所做的治療或開立的藥物，經過健保委員事後審核，健保不付該筆費用給醫院及醫師。

2根據教育部統計，國小至大專校院，民國一〇五年的學生自殺通報案件數共一〇八九件，到一〇九年增至八七三〇件，成長八倍；學生自殺死亡數則從六十四人增至一〇六人，成長一．六五倍。並且，兒少自殺的年齡層正逐步下降。

3根據《學生輔導法》，專業輔導人員與學生人數比例須達一：一二〇〇。亦即一間學生人數一千兩百人以下的學校，僅會設置一名專業輔導人員。

然而參與年會時，仍看見有著許多秉持初衷的兒心醫師，熱烈討論「怎麼優化治療模式」、「如何理解個案的症狀」、「怎麼協助焦慮的家長」等等。知道這世上還有許多人和自己一樣被家長抱怨看診等很久、被醫院說業績很差、但看著小孩進步會超級感動等，我想，儘管環境險惡，或許能再多撐一下。

//

《親愛的小孩，今天有沒有哭——兒少精神科醫師與他陪伴的風雨家庭》這本書，就在這樣複雜的心情下誕生。

或許是心境的轉換，下筆時，我有許多猶豫和擔憂。對於兒心超載的服務以及不合比例的給付，仍沒有解方。為了不涉及個案隱私，這本書的所有故事，我以近乎小說的方式架空書寫，也因此並非真有其人其事。聲明於此，希望讀者不要誤會。

（附帶一提，《我們的孩子在呼救》一書，是以「知情同意」及「去識別化」的方式寫作而成。）

儘管如此，本書中所有的互動及感受，我相信是很接近真實的。

過去十年，我看了無數的孩子與他們的家庭，每個人、每個家都有屬於自己的故事。在陪伴和看見的過程中，那些喜怒哀樂的情緒、那些互動的細膩轉折，漸漸地都滲透進我的生命裡，當我重新將之萃取、書寫出來，這本書中的故事便逐漸成形。

也希望讀者在閱讀這些故事的同時，能夠感受到一些些觸發、反芻和沉澱。這也是我對這個總是要以一．五倍速看短影片的時代做出的回應——希望透過閱讀的體驗，讓人放慢腳步，感受能夠停留，改變得以發生。

以本人駑鈍之資，沒能為目前的兒心醫療困境提出解方，僅以此書與此文直抒胸臆。也希望讓更多人理解現況，或許能一起找出解決之道，為我們的孩子謀取更多的福利。

我的個性原本不喜張揚，能繼續寫作及出版，跌跌撞撞地走到今天，有賴陪伴及敦促我的所有人，也謝謝身邊的朋友、家人，以及對我第一本作品給予鼓勵及指教的每一位。

目錄

1 過度堅強的孩子，只為了被愛

目錄

2 聽見彼此的內心話，重新連線

目錄

3 診斷不是一個人的全部

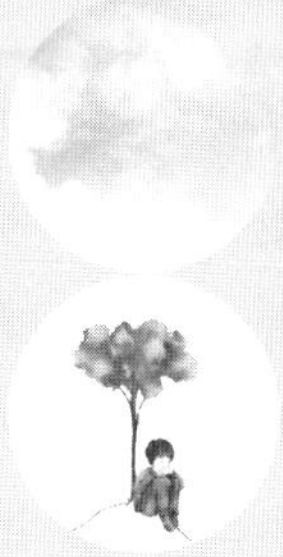

1 過度堅強的孩子，只為了被愛

「為什麼都是我的錯？」

——面對性騷擾，別造成二度傷害

一個燠熱的下午，高二的螢螢隨著媽媽進到診間，窗外的豔陽照不亮她灰暗的表情。

「請問螢螢今天是什麼原因過來就診呢？」我問。

螢螢低著頭不說話，而媽媽看上去很焦慮，卻又吞吞吐吐。

「呃，她在學校遇到了一點事，我很擔心她在心理上是不是有受影響。」媽媽隱晦地說著。

經過努力地澄清後，媽媽才終於說出所謂「學校的事」，原來螢螢交了一個男朋友，是大她一屆的學長。

「這個年紀的孩子會對感情產生興趣也是挺正常的。所以是什麼狀況讓媽媽你這麼擔心呢？」我進一步詢問。

「我已經跟我女兒說過很多次，不要在上大學前交男朋友，會影響課業。結果她不只給我交學長，他們的LINE裡面，那個男生還傳那些不三不四的照片！我絕對會告死他，這個變態性騷擾我女兒！」媽媽聽到我的問題，突然像被戳破的氣球般整個爆發出來。

「醫師，有些事我想單獨說……」螢螢的眼睛開始朦朧一片水氣，聲音小到幾乎聽不見。我好說歹說地勸媽媽先在外面休息，她才心不甘情不願地離開。

///

原來，螢螢跟這位學長是在熱音社認識，兩個人對彼此都有好感，最近在學長告白後，螢螢也答應當他的女友。然而，在螢螢承諾交往後，學長便開始對螢螢有一些親密的試探行為。

「學長一開始是想牽我的手，我讓他牽了。後來在社辦沒人的時候，他開始會抱我，想要親我，我們也接吻了。」螢螢回想著交往經過，臉上卻寫滿迷惘，不見一絲甜蜜的表情。

我詢問螢螢跟學長有這些親密行為時，她是什麼心情。螢螢迷惑地說，她也不知道。

「學長說，既然我是他女朋友，這些行為都很正常啊。我覺得到這邊我都不討厭，但是後來……」

螢螢的表情開始起了變化，眼睛驚恐地睜大，露出十分不適的表情。

「上禮拜學長要我摸他……我覺得很害怕，說我不想。學長說女朋友本來就應該要可以接受這些，不過他倒是也沒強迫我，只說我這樣讓他很失望，我們吵架了，我心裡很難過。回到家，就收到學長傳訊息向我道歉，說是他不好。」

螢螢和男友吵架本來很傷心，男友道歉的訊息讓她瞬間像吃下一顆定心丸。兩人和好後，又開始說些甜甜蜜蜜的情話，男友告訴她這世上他最愛的人就是螢螢，為了她，他什麼都不怕、都可以給。

正當螢螢覺得一陣窩心時，手機突然傳來一張他一絲不掛的裸照。

「寶貝你看，我和你之間沒有任何祕密。這是我最私密的照片，你存下來，想我的時候就可以看。」

螢螢頓時傻了，不知該如何回應。

「我都這麼毫無保留了，寶貝是不是也該展現一下誠意啊？」

看到手機又跳出學長的訊息提示，嚇壞的螢螢腦袋一片空白，只能隨便回些「我媽叫我了掰掰」，就趕快關閉手機螢幕。

斷斷續續說到這邊，螢螢用力地起伏呼吸著，驚魂未定。

「你還好嗎？現在有沒有不舒服？」我讓她慢慢平復心情，才接著問：「那後來呢？媽媽怎麼知道的？」

「其實我本來就知道我媽有時候會偷看我的手機，所以定期會把聊天訊息刪除。但是那天真的太驚嚇了，加上我媽突然叫我下樓吃水果，一時沒有刪訊息。誰知道好死不死，我媽那天晚上就看了我的手機。」

媽媽看見訊息和照片，勃然大怒，劈頭就把螢螢罵了一頓，說她不知檢點、行為放蕩，還說對方是性騷擾，她一定要給他好看。

螢螢怕媽媽真的去找男友麻煩，把事情鬧大，聲淚俱下地對媽媽道歉，保證自己沒有和對方發生進一步的親密行為，並發誓再也不會跟學長來往。

媽媽雖然沒有去找學長，但是從上週到現在，每天都提起這件事，接著就不停碎念螢螢是不是自己跟男生走太近，又問她反省了沒有。

螢螢每夜以淚洗面，都不敢讓媽媽知道，直到今天再也壓抑不住，在上課時突然暴哭不止，導師告知媽媽帶她回家休息。

我聽到這裡，總覺得哪裡怪怪的。

「明明是學長對你做了這些事，你也覺得很受傷，結果卻是你向媽媽道歉嗎？」我問。

「對啊，好像從小都是這樣。」螢螢苦笑。「我記得小時候，有一次我幫忙洗碗，不小心打破了一只。媽媽聽到聲音後過來，劈頭就罵我『怎麼這麼不小心！』她完全不關心我有沒有受傷，只在乎她的碗。」

還有一次，螢螢在學校打躲避球時跌倒，膝蓋都流血了，媽媽邊幫她擦藥邊罵，碎念

「一個女孩子，為什麼要去做這麼粗魯的運動」。

「反正一切都是我的錯。就算我受傷了，也是我的錯。」螢螢邊啜泣，邊說道：「今天上數學課的時候，我突然越想越難過……**為什麼都是我的錯？**結果就哭出來了。」

／／／

螢螢離開診間後，換媽媽進來。

「今天老師打給我的時候，我真的嚇壞了。我沒想到這件事到現在還讓螢螢覺得這麼受傷，但她又一直叫我不要去找那個男生麻煩。可是看到螢螢這樣暴哭，我實在很想直接去學校，把事情都講出來……」媽媽恨恨地說。

「媽媽，你看到螢螢收到那些訊息時，是什麼感覺？」察覺到母女間的想法有著落差，我思考著該怎麼讓媽媽明白，女兒除了對男友的行為感到不適，也同時因著媽媽的指責而更加委屈。

「還能有什麼感覺?!當然是氣炸了啊！這個男生對我的寶貝女兒做了什麼事啊！萬一我那個天真的女兒真的傻傻被他騙了，把私密照傳給對方，結果流出去，那她以後還要不要做人？」

媽媽滔滔不絕地說著她的擔心，什麼「看新聞就是有小女生被網友騙，結果私密照外

流，在網路上傳來傳去，結果女生得了憂鬱症，想自殺」，「鄰居的女兒十八歲就被搞

大肚子，結果休學，人生都毀了」之類的。故事一個接一個，洋洋灑灑的都是為人母的

擔憂。

「媽媽，聽得出來你當時非常焦慮和擔心。那**你有想過，螢螢那時候是什麼感覺嗎？**」

我問。

「她是什麼感覺……？」螢螢媽媽突然語塞，只是遲疑地重複著我的話。「我怎麼知道

她有什麼感覺？她從來都不說啊。我這個女兒從小就很傻、很好騙，別人跟她說什麼都『好

好好』，從來不反駁，所以我才會這麼擔心她。現在果然發生事情，我明明跟她說過……」

「媽媽，其實在這件事情上，最重要的是螢螢的感受，對吧？」見媽媽又開始迴圈她

的焦慮，我單刀直入。「你有想過為什麼螢螢都不說她的感覺嗎？」

她錯愕地望著我，似乎沒想過會有人這樣質問她。

「我的經驗中，很多孩子都是因為怕被罵，所以不說。」我自問自答。

「怎麼會呢？我都是擔心她才念她呀。她發生這種事，我**心疼**都來不及了，怎麼會罵她。」媽媽理直氣壯地表示。

我聽到了一個關鍵詞，連忙抓住。

「你為什麼會覺得心疼她呢？」我問。

「因為……因為……她收到這種照片，應該也很害怕吧。我是她的媽媽，卻讓她獨自面對這種事，當然會心疼呀！」媽媽努力思考著。

螢螢的媽媽其實感受到了女兒的害怕，而她一方面驚慌，一方面又自責沒有保護好女兒……種種情緒化成對自己的生氣，接著這些混雜的情緒統統投射到女兒身上，變成怪罪她為什麼那麼不小心。

「你明明是自責和心疼女兒，但你跳過了『關心』這個步驟，直接檢討她。螢螢感受到的就只是自己一直被念、被罵。」我試著把母女溝通的問題點出來，媽媽聞言沉默。

「那……我該怎麼做？」安靜一陣後，媽媽小心翼翼地詢問。

這樣以責備取代支持的互動模式已經持續了十幾年，使得她連最單純的關心也需要人提點。

「如果螢螢現在還是個小小孩，地上有顆石頭，讓她走路時跌倒了，你會怎麼做呢？」我問。

「當然是把她扶起來，看看她有沒有受傷，」見我不住點頭，媽媽總算放心地說下去，「然後抱抱她、哄哄她呀。」

「媽媽，其實你會嘛！」我鼓勵著頓悟的媽媽，她不好意思地笑了。「回家就是這樣，先關心螢螢有沒有受傷，然後帶她去吃點好吃的、逛逛街，或是做任何你們喜歡一起做的事都可以。」

「她小時候最喜歡吃冰淇淋。不管哭得多傷心，只要買冰淇淋給她吃，她就會笑得好可愛。我全世界最可愛的寶貝呀，怎麼會遇到這種事……」媽媽露出苦甜參半的表情，那是為人母才會有的心情。

看著她們母女倆離開診間，我心知互動模式不是一朝一夕可以改變的。然而，我期待這次看診對她們母女之間的溝通，是如同嬰兒學步般的一個開始。

【兒心醫師想說】

一句「你有沒有受傷？」，表達對孩子的在乎

孩子的成長過程中有著大大小小的事件，小至跌倒受傷，大至創傷事件，我們無法完全保護孩子不去面臨這些考驗，但可以「調整自己面對孩子的態度」。因為我們面對孩子的反應，決定了未來孩子遇上更大的事情時，是否會向你分享、求助。

華人社會裡，許多家長以責備取代關心，這樣的模式代代相傳，因為上一代總是認為「孩子應該要懂這樣是關心」。事實上，孩子聽到家長說：「你怎麼那麼不小心?!」通常感覺到的只有「我被罵了」，絕少有孩子從中感受到安慰與支持。這樣的一句話，有時甚至如同在傷口上

撒鹽，讓孩子身體受傷、心裡委屈。

一旦孩子感受到被罵，便會如同縮進殼裡的烏龜，不再探出頭來，我們也就無從得知他們真正的感受和想法。

關心不該繞彎表達。直述的一句「你有沒有受傷？」，便可以傳達自己最在乎的是孩子。感受到被支持後，孩子才會告訴你這一切是如何發生，你才能陪他一起面對，成為他的靠山。

「能不能叫我爸媽別再吵架？」

——家庭三角關係中的犧牲者

有時候我會覺得，健保卡上的名字，往往不是真正的病人——每次宇晴來看診時，我都有這種感覺。

宇晴從國三開始來我的門診，在這之前，她已在數位同事的門診輾轉過。從小，她在學校的行為問題就多得嚇人，舉凡翻桌、打人、嗆老師，一樣不少。

看過宇晴門診的同事警告我，宇晴曾在他的門診跟媽媽吵架到失控，在診間賞了媽媽一巴掌。

「你知道嗎？小孩呼媽媽巴掌的時候，爸爸還坐在椅子上，完全沒有要阻止小孩的意思欸！」同事大搖其頭地表示。

所以當我看到宇晴時，實在很難把眼前清秀、沉靜的女孩，與同事口中那個呼媽媽巴掌的女生聯想在一起。

///

宇晴的爸媽要求先讓孩子單獨進來談。

她肩上掛著耳機，態度防備，用最新的 iPhone 手機看著影片。我詢問她最近心情好不好，她聳了聳肩，一副無所謂的樣子。

從孩子身上問不出什麼，我讓她先離開。

接著爸媽閃入診間。媽媽一坐下來，就如同機關槍似的開始抱怨孩子。

「成天都跑不見，已經三年級了都沒在讀書，這樣下去怎麼考高中？」

媽媽臉色蒼白，眉頭皺得老高，好似這一輩子都是這副表情。

宇晴爸爸雙手交抱在胸前，沒事人似的。

「可是宇晴剛剛沒說她有什麼問題欸。所以最近學校有怎麼反映她的狀況嗎？」我試圖澄清。

「她說沒什麼問題？哼！老師都快記過記到把她退學了！從開學到現在沒交過功課，每天不管上課下課都在看手機。」

媽媽說著，砲口突然轉向爸爸。

「都是你啦，才國中就買最新的手機給她，她要什麼都無限制供應，害她國中就開始手機成癮！」

爸爸仍是神色自若，慢條斯理地解釋：「小孩子課業壓力大，買手機給她，讓她在同學間比較有面子，這樣她也比較交得到朋友，心情可能也會比較好啊！」

媽媽的眉頭更皺，態度更加歇斯底里。

「好啊，那你買 iPhone 給她，錢都花得不手軟，好人都給你當。那這個月的家用費呢？你到底什麼時候才要匯錢進帳戶？」

聽到這裡，連我的眉頭都皺了，連忙打斷他們瀕臨失控的對話。

「宇晴媽媽，家用費已經和宇晴的狀況無關了。今天是宇晴來看診，不是你們來做伴侶治療喔。」

見我發話，媽媽就像砲台轉向一樣，開始朝我發難。

「不是，醫師你聽我說。當初結婚時就講好，房貸我出，家用他出。房子是登記他的名字，我想說一家人，也就不計較。但是我一定也會買家裡需要的東西、小孩子的東西，可是他每個月都欠錢不還，我所有薪水都用在房貸和家用上，弄到我壓力大到都憂鬱症了，也在看醫生。但他還是常常不拿錢出來，存私房錢，還去投資股票。久而久之，我為家裡一直付出，存款都是零，他已經不知道存了多少錢！」

接著爸爸開始解釋，他把錢拿去投資股票也是為了家裡，女人不懂理財就好好顧家等等……

兩人在門診又吵了半小時。

就在我已經暈頭轉向，不知道我是誰、我在哪的同時，突然明白了宇晴在家中的**「無力感」**。

才半個小時，我就已經感到極度沮喪。她整天在家聽爸媽永無止境的爭執，不暴躁、憂鬱才怪，也難怪她一逮到機會就要往外跑。

／／／

接下來的幾次看診，宇晴的話還是少少的。媽媽總是要求我勸宇晴別一直看手機、要認真讀書，但我認為目前還不是講這些的時候。

有次宇晴的臉很臭，看著手機裡的電玩直播，完全不理我。於是我把椅子嚕到她身邊，跟著她一起看。那是一個槍戰遊戲，螢幕裡砰砰砰地一直換武器。我們就這樣沉默著並肩，直到這場直播結束，她終於抬起頭來看著我。

「醫師，你能不能跟我爸媽說，叫他們不要再吵架了？」她語氣平板，但話中有著極度的無奈。

「我會試著和他們說說看。但這需要時間，畢竟他們都吵這麼久了。其實他們每次來我這裡時也都在吵，看他們在這裡吵完，回去是不是比較不會吵。」我搔搔頭，無奈地笑笑。

宇晴點點頭，又繼續低頭看手機。

宇晴後來考上了高職，還是三不五時蹺課，和網友約在超商聊天、打電動。每次見面，她的話還是少少的，但至少不排斥來回診，也會自己跟我討論吃藥有沒有效果。

而這對爸媽也沒什麼長進：爸爸一味地縱容、寵溺，宇晴一開口，爸爸什麼都買給她，名牌服飾、包包，一擲千金；然後媽媽又不斷地責罵爸爸，孩子就是這樣被寵壞的，接著抱怨爸爸對宇晴的課業和行為不管不問，都讓她扮黑臉。

//

有一次，宇晴在超商偷了兩包餅乾，他們兩位又在我的門診吵了半小時。爸爸認為孩子還小，賠錢了事就好；媽媽則認定未來成年後，宇晴一定會犯罪，被抓去關。

然而，宇晴稍早告訴我的卻是：

「那天我肚子餓，但是一下樓就看到爸媽在吵架，所以不想跟他們說話，就直接出門了。我身上沒帶錢，在超商等朋友，朋友又一直不來，我真的太餓了，所以就想說先拿餅乾來吃。」

我把宇晴所說的告訴她爸媽，兩人都愣住了。

「所以我說過很多次了，你們兩位要去做伴侶治療。你們兩個人哪怕只要少吵幾次架，宇晴的狀況可能就會有進步。」

我不知道是第幾次語重心長地對他們說。

「我願意去啊，是我先生不願意。」媽媽表示。

「我是也可以陪她去。其實我們以前也去過啊，可是那個健保的都做沒幾次就沒了，外面自費的又很貴。」爸爸說。

「好，你現在說你願意去，那我問你，上次那個自費的為什麼去了一次就沒去？」媽媽詰問道。

「不是，今天有問題的又不是我，自費治療這麼貴，你還要我出錢，我覺得這沒道理。」爸爸反駁。

「醫師你聽到了齁。不是我們不去，是我先生不願意花錢。上次那個治療師說，不然治療費我們一人出一半，他也拒絕。」媽媽攔轎伸冤似的。

「爸爸，你寧可花好幾萬元買手機給宇晴，伴侶治療才兩千塊，你卻不要？你要這樣想，這也是為了宇晴好。錢不是花在你們身上，而是花在宇晴的未來。因為**你們兩個人溝通好了，孩子的狀況才會進步。**」我努力下說詞，希望可以勸動爸爸。雖然同樣的說詞，我應該已經說過很多次了。

在我苦勸之下，爸爸終於勉強點了點頭。

／／／

之後回診時，聽說他們兩人終於一起去做了伴侶治療。宇晴雖然沒講什麼，但是行為確實穩了些，看上去情緒也平和多了。

「我爸媽每天這樣吵死了。其實我已經不太想管他們了，反正我一定要考到離家遠的大學，搬離家裡。」宇晴還是酷酷地表示。

「這樣啊，想考哪裡呢？」我問。

「我想學彩妝，感覺去台北比較好吧，那邊的穿搭、妝髮都走比較前面。」

為了考上台北的學校，宇晴最近甚至收了心，開始認真讀書。

「不過，雖然他們還是吵，但這次竟然有持續去治療，我想他們也是有在努力吧。」

她有點不甘願地丟下這句話。

「嗯，你有看到爸媽這次的努力喔。」我回應。

「看看吧。如果他們少吵一點，我再考慮上大學以後要不要偶爾回家，哼。」

///

許多時候，我都覺得**孩子的行為與情緒問題反映了家裡大人的狀況，甚至是促成夫妻不得不面對彼此問題的催化劑。**

然而，讓**孩子不得不犧牲自己的身心健康，扮演這個家庭「照妖鏡」的角色**，那又是多麼無助而心酸的一件事呢。

【兒心醫師想說】

夾在父母之間的孩子，只能用生病來呼救

在診間，怨偶家長們常彼此抱怨，認為孩子之所以需要來看兒心科，都是對方的教養問題。夾在其中的孩子，有的疏離、冷漠以對，有的崩潰自責，認為自己生病是一種過錯。

在家族治療的觀點中，父母和孩子形成一種「三角關係」，彼此都緊密牽動著對方。而個體的心理狀態，往往映照著家庭功能的不良。

在雙親和孩子的三角關係中，孩子最為弱勢，也因此往往第一個反映身心狀況的是孩子，彷彿「家庭中的代罪羔羊」，大家都把焦點放在孩子的症狀上，藉此逃避面對家庭互動的真正問題。

孩子用生病來發出警訊，把互動疏離或爭執不休的父母拉在一起，希冀他們能做出改變，這是多麼讓人心碎的表現。

當看到孩子生病，父母應該正視、省思彼此的互動是否有狀況。必要時可以尋求家族治療或伴侶治療，協助溝通和討論，成為彼此更棒的隊友。

「我想當彌豆子，因為她都不用講話。」

——「選爸爸，還是選媽媽」的拉扯

有時診間會出現一些讓人尷尬的狀況，就像這天。

「爸爸媽媽，今天怎麼會帶小喬過來呢？」

看著眼前衣著入時的一對男女，帶著一個玲瓏可愛的小女孩來看診，我十分熟練地順口招呼著。沒想到，隨即踢到了鐵板。

「呃，這位不是小喬的媽媽。算是……小喬的阿姨吧！」爸爸表情不自然地解釋。

入行也算多年，讀到這氛圍，我大概能猜出這名女子的身分，總之應該不是小喬的親阿姨。

「嗯嗯，那今天帶小喬過來是什麼原因呢？」我先轉移話題到病人身上，聽聽看接下來會不會有多一點資訊。

六歲的小喬低垂著眼，但透過長長的睫毛，可以看到她眼睛滴溜溜地轉來轉去。

「醫師，是這樣的，我和小喬的媽媽離婚了，但是現在監護權的官司還在打。」爸爸重整旗鼓，開始述說起來。

「所以小喬目前是跟……？」遇到這種狀況，我需要先弄清楚法律上的狀況。

「小喬現在是跟我，但她媽媽一直想要把監護權搶回去。醫師，你知道這樣小孩子很可憐，每次被媽媽帶走，回來之後她看起來都很不開心，悶悶不樂的。我好不容易帶她出去玩、吃大餐，把她哄開心，可是兩個禮拜到了，她又要被媽媽帶回去，然後又悶悶不樂地回來……」

爸爸開始喋喋不休地敘述小喬被媽媽探視之後，有多不快樂，旁邊的阿姨也不住點頭。唯獨主角小喬仍然低著頭，一言不發地盯著前方地板，彷彿地板上有著什麼全世界最吸引她的東西一樣。

每次遇到這種離婚官司，兒心科醫師只能說是清官難斷家務事。在爭監護權的過程當中，雙方的律師往往會建議離婚當事人帶著孩子來看身心科，要醫師開診斷證明書，想要證明「對方對孩子造成身心的不良影響」。

但心理上的微妙變化，豈是聽單方家長口述即可下判斷。身體上的驗傷尚且難以判斷致傷機轉，對於心理上的影響，又如何能客觀地去評估，甚至歸咎原因絕對是某一方家長造成的呢？

就像眼前的爸爸口沫橫飛地說著小喬媽媽的不是，我聽著都感到胸悶難受了，何況是小喬本人——那說的是她媽媽呀！她除了沉默，又能做什麼呢？

然而，這個過程只有更加殘忍。爸爸見女兒沉默不語，開始催促她做一些表態。

「小喬，你自己說，你是不是很不喜歡去媽媽那邊？」

我和爸爸、阿姨，三個大人的眼光都落在小喬身上，她侷促不安地搓著手，還是什麼都不說。

「媽媽是不是對你很凶？都不給你玩手機？你上次跟我說你去媽媽那邊很不開心的呀？你不是說她都不給你看鬼滅？」爸爸抬頭看了我一眼，接著又繼續敦促小喬發言。

我實在看不下去了，抬手阻止他繼續逼問。

「爸爸，小喬夾在你們中間，你要她說媽媽不好，她會很難過的。我建議你不要這樣做。」我不知道媽媽對小喬到底如何，但光是面對眼前的狀況，我就替小喬感到難受。「你可以告訴我，今天到底是為了什麼原因過來嗎？」

「我跟律師說小喬和她媽媽兩週一次探視，回來後都不開心，律師叫我帶她來身心科判斷她是不是心理創傷，要開診斷書……說這樣對我們拿到監護權會有幫助。醫師，你一定要幫幫我們、幫幫小喬。我和我現在的太太都很希望可以好好照顧她。」

爸爸指著旁邊的「阿姨」說道，阿姨也點點頭，眼神熱切地看著我。

「所以我逼不得已，才帶小喬過來。我也覺得她真的很不快樂，希望你可以幫幫她。」

「醫師，雖然我不是小喬的媽媽，但是我會把她當親生女兒照顧的。拜託你一定要幫幫我們。」阿姨第一次開口發言，是十分誠摯的語氣。

原本對眼前的狀況感到無奈的我，也不禁心軟。或許他們真的想要好好照顧孩子，只是用錯方法了吧。

我向他們解釋，**診斷書上不能、也不會敘明「誰誰誰造成孩子的心理創傷」**。然而，他們如同浮木般拚命掙扎著，只希望我能開出一張診斷書，上面寫什麼都無所謂。

「我需要和小喬談一談。」我無奈地說，但這也需要徵得小喬的同意。「小喬，你願意單獨跟我聊聊天嗎？」

小喬很微弱地點點頭。

／／／

我把爸爸和阿姨請出診間後，先跟小喬聊聊別的事，希望可以讓她緊繃的心情放鬆一點。

「剛剛聽爸爸說，你很喜歡看《鬼滅之刃》？你最喜歡裡面的誰啊？」

「彌豆子。」小喬總算稍微抬起頭，簡短回應。

「為什麼是彌豆子呢？」

「因為彌豆子都不用講話，她咬著那個竹子，所以沒辦法講話。」

「嗯？不用講話很好嗎？」我疑惑。

「因為現在，爸爸跟阿姨都會一直問我是不是討厭媽媽、不想去媽媽那邊，我不知道怎麼講。去媽媽那邊，媽媽也會問我爸爸現在跟阿姨是不是過得很開心，然後一直說爸爸外遇，我都不知道怎麼回答……」小喬越講越小聲。

「彌豆子的爸爸媽媽都死掉了，可是她很厲害，雖然她沒講話，可是她會保護哥哥、保護很多人……」

我想，小喬可能很希望她能咬著竹筒，什麼都不用回答，卻又可以保護整個家不致破碎吧。

//

小喬爸爸確實是關心也在意女兒的。他陸續帶著小喬回診，關於在他們離婚過程中，孩子適應上的困難，我還是盡力給予建議：**別在孩子面前說媽媽壞話；別逼著孩子表態喜歡爸爸或媽媽；官司的事情，留給大人討論就好；單純陪著孩子去做她喜歡的事，享受快樂時光，而不是成天一直逼迫她比較「爸爸和媽媽哪邊好」。**

然而當官司的狀態緊張時，小喬爸爸情緒受到影響，不時還是會逼著小喬表態。

「小喬，你上次去媽媽那邊的時候，媽媽是不是為了手機凶你，甚至摔手機？」爸爸高八度地說道。

小喬點點頭，甚至還擠出一句：「媽媽最討厭了，都不讓我玩手機。」

我在心底嘆息。**為了爭取小孩的偏愛，父母雙方像軍備競賽一樣討好孩子，想讓孩子喜歡跟自己相處，卻忽略了孩子仍在成長，還是需要適度的約束和管教啊。**

爸爸最後一次出現在門診，是小喬快升三年級的事情，他面無表情地說，監護權終於要判決下來了。小喬也和他一樣面無表情，似乎已經對這一切感到厭煩。

過了很久，小喬都沒再出現。

//

某天，一名穿著深色套裝，散發出女強人氣息的女人，突然帶著已經國一的小喬來到門診。

「我是小喬的媽媽，現在監護權在我這邊。」她自我介紹。

「啊，原來如此。」我有種與小喬媽媽神交已久的感覺，但沒說出口。

「聽說小喬之前都受你照顧，她現在還是有一些情緒上的問題，希望你能幫忙。」

小喬媽媽左看右看都不像是當初爸爸口中那個沒知識、潑婦罵街的類型，我在心裡暗暗反思，果然不能只聽一面之詞。

小喬已快到青春期，過去幾年都在爸媽的離婚官司中動盪不安，即便是現在，還是要每兩週一次到爸爸那邊探視。孩子就這樣風雨飄搖地長大了。

「媽媽比較嚴格。不過跟爸爸比起來，她比較不會講爸爸的壞話，我覺得耳朵清靜很多。」小喬以超齡的成熟口吻說道，蹺著已然長長的雙腿。

///

我相信父母雙方都愛著孩子，才會不顧一切地爭奪監護權，想把孩子留在身邊。但這個過程，能不能多一點合作與理解？

畢竟對孩子來說，最愛的爸爸逼著自己說媽媽有多凶、多壞，或是最愛的媽媽要自己罵爸爸是個出軌的爛人，不就等於告訴孩子：你不值得被爸爸和媽媽同時愛著。而這是多麼殘忍的一件事啊！

【兒心醫師想說】

讓孩子知道，爸媽的愛不會因離婚改變

台灣面臨離婚的家庭逐年增加，也因如此，近年來有專家提出「合作父母」的概念，試圖解決在離婚關係中，孩子可能面臨的各種壓力及不良影響。

能夠和平離婚的伴侶少之又少。在離婚過程中，少不了彼此抱怨、謾罵。然而有孩子的父母即便結束了婚姻關係，卻也是一段新合作模式的開啟。

在「合作父母」的概念中，期待雙親可以轉換關係，如果做不成朋友，至少可以成為合作隊友。

想像自己和對方如同貿易夥伴，雙方為了孩子的最大利益而合作努力，不批評對方、不逼孩子選邊站，重要的是讓孩子知道：爸爸媽媽都愛他，不因為離婚而有所改變。

許多父母離異的孩子最大的怨言，並非認為不和的父母離婚是個錯，而是討厭雙親總是花時間彼此抱怨，反而忽略了孩子對於「陪伴」的需求。

而在離婚官司中使用的種種法律手段，也造成兒心醫師在其中淪為只能接收單方說詞、開診斷書的工具，失去了中立給予建議、協助的立場。

期待未來法律在評估孩子的最大利益時，能有更中立、全面的方式，別再讓父母期待一張診斷書能代表一切，把醫療資源還給真心求助的人。

「想爸爸想到心痛……」

——大人的痛，小孩子默默承接

一位衣著華美的媽媽帶著六歲的兒子來，主訴寫：「想爸爸想到心痛。」

小魁剛去過小兒心臟科，身上掛著二十四小時心電圖的機器，電線叮叮噹噹的。一看見診間的積木，他的眼睛就亮了。我請他跟我借玩具，然後讓他到小桌子那裡玩積木，接著專心聽媽媽娓娓道來。

「我和小魁爸爸認識十年了，他是上海人。當年我外派去上海，他被分公司派來當地陪，放假的時候，都是他帶我出去玩。雖然他只是個窮小子，但人很溫柔，也很貼心、有禮，我不小心就喜歡上他。後來他也說喜歡我，我們就開始交往了。他是孤兒，在那邊的親人都走了，他說他一直很嚮往台灣的生活。我們交往了幾個月，我外派結束後，他說想放下一切，跟我回來台灣。

「那時我真的很愛他，覺得竟然有男人願意為我放棄一切來台灣，心裡很感動。他過來後，找到一間事務所行政助理的工作。事務所老闆對他特別好，常常找他去家裡吃飯，一起出去玩。我一開始也沒想什麼，心想應該是他很得老闆緣吧。

「我爸媽一開始很反對我們的關係，說這男的不可靠。我算是公司的小主管，但以他的學歷，他在台灣只能當個助理，配不上我。我爸媽幫我安排相親，但我就是鐵了心想和他在一起、結婚，還為此跟家人大吵。直到後來懷了小魁，我爸媽才鬆口答應我們結婚。」

回想起當年力排眾議，媽媽雙手握緊，表情中透出一股堅定。

「真是不容易呢。」我不禁嘆道。

「小魁生下來後，我很努力要讓他拿到台灣的身分證。前年，他的身分證終於下來了，我很高興，想著從此我們真的是一家人了。誰知他拿到身分證的隔天，就說要和我離婚。」

「什麼?!」聽到這裡，我彷彿也像小魁媽媽一樣感到晴天霹靂。

「他甚至說，孩子的監護權給我也沒關係，要我放他自由。我跟他盧了一陣子，有次大吵後，一氣之下就真的答應他離婚。辦完手續，他馬上就搬去老闆家住。」

聽到這裡，我實在覺得有哪裡怪怪的，但忍住了沒有發問。

「然後更讓我不能理解的是，他一開始對小魁很關心，常常回來看他。有時候還會打電話問我們在哪個公園，直接到公園去和我們會合，陪小魁玩。我也因此而被他感動了，覺得這樣子也沒關係，只要我們感覺上還像一家人就好。可是，最近他開始不接我電話，常常都是他的老闆接過去，叫我不要用小孩威脅他。我覺得那家公司真的很不正常，一定有問題……

「我可憐的小魁，常常盼著爸爸跟他說好的約會，結果時間到了，又是一場空。醫師你看，這是他錄的影片，說要給爸爸的。小魁很會排骨牌。」

媽媽拿出手機，畫面的鏡頭對著一組骨牌，影片中傳來小魁的聲音：「爸爸，這是我排的骨牌，我很想和你分享，所以錄成影片。我現在要開始推嘍。」

影片中被排成花朵的骨牌稀里嘩啦倒下，伴著孩子拍手大笑的聲音。影片播到最後，傳來媽媽的聲音：「跟爸爸說你想爸爸。」

「我想爸爸。」孩子嫩嫩的聲音說道。

我轉頭一看，孩子已經用積木排成一個高高的金字塔。

媽媽眼眶泛淚、壓著胸口處對我說：「最近小魁只要想到他爸爸，就會說胸口這邊痛痛的。我帶他去看小兒科醫師，就被轉到小兒心臟科。心臟科醫師給他掛了這個機器，說如果檢查沒有問題，那就是心理的壓力。我今天來就是想問你，能不能開一張診斷書，上面寫要他爸爸多陪陪他？」

談到這裡，媽媽已淚如雨下。

我稍微安撫媽媽的情緒，見她擦乾眼淚，再開始澄清小魁在每個環境的表現，照慣例發了問卷給老師和安親班老師填寫，也排了心理衡鑑。

小魁特別喜歡骨牌和積木類的玩具，固執性高，在學校和同學互動少，比較喜歡跟老師聊天，最近還對老屋建築特別感興趣，常常在上課時分享在哪條路看見怎樣的老屋、窗戶是什麼工法，即便那與課堂毫無關係。

我向媽媽解釋小魁可能有亞斯特質，但還需進一步地確認。

最後見媽媽心神不屬，我知道她還是想針對前夫的事，得到一些解答和建議，即便我對這樣的婚姻關係根本使不上力，畢竟婚姻挽回並非我的專業。

「媽媽，我說句坦白一點的話，你們都已經離婚了，你現在根本沒辦法強迫小魁的爸爸做任何事情。單純就孩子的利益來看，反而是減少爸爸在生活中對小魁的干擾比較實際吧。你要學著自己和孩子兩個人好好過生活，讓他的生活有別的重心，不要整天盼著不知道什麼時候才會出現的爸爸，可能對小魁反而比較好吧。」

語畢，我心想這話可能重了點，但我只能站在孩子的立場想。如果媽媽要求孩子當傳聲筒，一直去挽回不願回頭的爸爸，對孩子的生活也會造成很大影響的。

媽媽的眼眶又紅了，彷彿我戳中她所不想面對的。

「我也知道應該要這樣，但是十年的感情，又怎麼能說放就放……那天，孩子的爸本來跟我們約好要出去玩，飯店都訂好了，小魁也很期待要去住那間飯店。結果他前一天又打電話說臨時要加班，不能來了。小魁超失望的，哭了一整晚。

「我氣不過，隔天一大早跑去事務所堵他。我偷偷躲起來看，結果看到他和他老闆一起從老闆家走出來，要開車出門。在車上，老闆竟然還幫他整理頭髮，兩個大男人就那樣……一副很親密的樣子。我驚訝得根本不敢走出去，就這樣躲在街角，直到他們離開。他那間事務所真的很有問題，早知道就不要讓他去那裡上班。

「回想起來，他從在上海開始就一直文質彬彬的，也很貼心，包包裡都會帶著面紙、濕紙巾。他也很注意外表，不像一般男生會臭臭的，他總是把自己打理得很好，比女生還乾淨。我一開始就是喜歡他這樣，很有禮貌，不會毛手毛腳，也不會偷看別的女生。沒想到婚後，他還是對我這麼相敬如賓，好像對我也沒什麼興趣。我真的覺得好丟臉，這種事情又不敢跟娘家說，不知道可以和誰講……」

我恍然大悟，頓時無語，診間只剩媽媽啜泣的聲音。

門診尾聲，我喚孩子收玩具。孩子有些捨不得地把好不容易排好的金字塔推倒，劈里啪啦的，積木瞬間散了一桌，像極了錯付的愛情。

小魁這時才發現媽媽哭了，很焦慮地問著：「媽媽怎麼了？」

「媽媽不要哭，小魁會乖。」他重複地說著，顯然不曉得要怎麼安慰媽媽。

媽媽一手攬著孩子，不停地擦著眼淚。

後來沒有意外地，小魁的心電圖完全正常。

畢竟，最心痛的應該不是他。

///

一年後，小魁已是小學生了。回診時，媽媽說著他在學校的大小事。

「有一堂課上鄉土文化，老師說小魁簡直是天才，台南的所有古蹟，他都可以說出它們的歷史。老師還特別用一堂課讓他向同學介紹。」媽媽眼中是藏不住的驕傲。

「還是要注意小魁和同學的互動喔！他如果一直說這些，同學會沒興趣的。」醫師雖然也為他驕傲，但還是得扮演提醒的角色。「還好他生在台南欸，老屋和古蹟特別多。」

「我現在已經不想看台南的老屋了。」小魁一臉不稀罕地插話。

「那不然呢？」我偏著頭疑惑。

「我要去看金門的閩式古厝！還要去翟山坑道、陳景蘭洋樓、北山播音牆……」小魁不換氣地說下去，若是不阻止，他可能可以說上一小時。

「就是這樣。」媽媽無奈地表示，「所以我們暑假要去金門玩。他最近已經會從

YouTube看國外的歷史古蹟影片了，真不知道如果出國會多恐怖。」

「真的，搞不好他會告訴你要去岳陽樓、聖米歇爾山修道院或金字塔……你可能要多賺點錢。」

我和媽媽互看，背上都是冷汗。

「媽媽，白叔叔也會陪我們出國嗎？」小魁突然冒出一句。

媽媽害羞地笑了。「他是在說我的……新對象。他是個很有耐心陪孩子的人，這次也會陪我一起帶小魁去金門，算是看他們合不合得來嘍。我已經原諒我前夫了。想想，他也很辛苦，為了來台灣這麼大費周章。至少，他給了我小魁。我常常想，我要為了孩子好好活著。」

「你過得越幸福，小魁就會越快樂。」我說。

每位對我說要為了孩子活著的父母，我都想這麼回應：**唯有好好地做自己，你給孩子的才會是愛，而不是勒索啊。**

【兒心醫師想說】

父母不快樂，孩子其實都懂

許多婚姻過程失利的父母，心中都卡著孩子。在他們眼裡看起來，自己婚姻中的失敗，彷彿就是孩子未來不幸的預言。

「想給孩子一個完整的家。」他們總如是說著，卻沒有想過，在婚姻中忍氣吞聲、堅持不離婚的他們，不快樂的樣子早已被孩子盡收眼底。

而被告知「我都是為了你，才繼續過這樣的日子」的孩子，又何其無辜，小小年紀就得背負起爸媽不快樂的責任，甚至扮演傳聲筒的角色。

「好像他（爸爸或媽媽）不幸福都是我害的一樣。」不只一位來到診間的青春期孩子對我這樣說過。

感情沒有是非對錯，兩個人不適合，勉強一起生活也難有幸福，通常只剩怨懟。
而這樣貌合神離的雙親，真的能給孩子一個所謂完整的家嗎？
不願放手，讓對方離開，究竟是為了孩子的需求，還是大人自身的執念呢？

「他們都恨我害死了我媽。」

——只能努力扮演乖小孩

門診有時候也會出現像信子那樣的少女。

一個涼涼陰雨的夜晚，門診病人來得稀稀落落，這時，信子翩然出現了，帶著一種黑夜森林的氣息。

初診單飄逸的淡淡筆跡寫著：「憂鬱」。光從這兩個字的筆畫，就彷彿看見了山中層層疊疊的樹木，和不時飄來的一陣霧氣，讓人望不清真正的景色。

信子是個高二的文組少女，臃腫的父親領她進來坐定之後，就默默地退出診間。她穿著一襲白色洋裝，搭配紅磚色馬靴，透出一種柔中帶剛的感覺。

「我也不知道我怎麼了，好像就是開心不起來。」她幽幽地說，聲音細碎。

我詢問她這樣多久了，她突然輕笑起來。

「從我有記憶以來，好像就不太知道快樂是什麼。我只是一直努力扮演好乖小孩的樣子。」

「你說『扮演』，是怎麼一回事呢？」我輕輕地問。

「我沒有媽媽，我媽在生我的時候難產死了。打從我有記憶以來，所有身邊的人都告訴我，『你要為了你媽媽活下去』。」

她的語氣中有一絲不易察覺的幽怨。

「接下來的日子，我房間沒整理，他們就會說『如果你媽在，你就不會這麼不擅長做家事』；我考試考不好，『你要為了你在天上的媽媽考前三名』；甚至我交男友，也變成『你這樣不知檢點，怎麼對得起你死去的媽媽』。」

「這些話，都是誰講的呢？」我回想剛剛看見的爸爸，難以想像這些話會從那個看似敦厚的男人口中說出來。

「很不幸的，我有三個阿姨，還有一個舅舅。偶爾我外公、外婆也會加入——」我沒有忽略她眼中的恨。「加入『恨我殺死了我媽』的行列。」

這些恨，累積了多麼長的時間啊，彷彿火山灰累積成岩層一樣深厚。信子一點一點吸納著這些恨意，長成了如今這個樣子。

「那你爸爸對這些，沒有說些什麼嗎？」

「我爸？」她輕蔑地笑了。「他根本不知如何面對這一切。他就是埋頭工作，然後把我丟給那些恨我的人照顧。說好聽一點是為了賺錢，我覺得他根本也是在逃避這一切。」

「我媽以前在家裡是人人疼愛的小女兒，聽說最會念書，文章寫得好，長得又漂亮，好像還是校花什麼的。她是全家人捧在手掌心的明珠，嫁給同校的高材生學長。誰知道這一切都被我毀了。」信子把臉埋進手掌，不斷地低喃。

///

我突然有種感覺，好像在看著一齣獨角戲，我問的每個問題，都是為了讓信子可以繼續把她心中陳年的對白講出來。

信子的父親如同他外表一樣沉默寡言。多年的喪妻時光，他在電腦前坐成了一塊大石頭，對女兒的憤怒和情緒全然地不知所措。

接下來的每次看診，都落入了一樣的循環：信子沉溺的獨白，父親的沉默如金。

儘管我嘗試了無數種藥物的排列組合，信子的墜落卻彷彿一去不回頭般。她沒辦法再去學校，看到人群就恐懼、害怕，也開始在手腕上劃下一道一道的傷痕。

我提議過他們父女倆去做家族治療，希冀著陳年的傷痛可以透過溝通舒緩，但信子以不想出門為由拒絕了。

我覺得這樣下去不是辦法，屢次詢問她，是否可以把她對阿姨們的感覺告訴父親，至少別讓她再一直待在那個讓她心累的外婆家。

「說了又能怎樣呢？他又不能把我塞到其他地方。」她渾身散發著濃厚的無力感，連我也感到無力起來。

「總是試試看啊。你也大了，自己在家也可以的吧，沒有一定要去給誰照顧呀。」我鼓勵著。

她被我說動了，但不願意自己跟父親說。於是我請父親進來，在信子面前，對他告知了她的感受。

「那當然沒問題。我還以為你很喜歡外婆家的熱鬧氣氛，原來你想自己待著啊。」父親恍然大悟地說道。

信子聽了父親的話，露出如釋重負的表情，卻又有一絲微妙的不悅。

///

信子不用再去外婆家了，我以為問題至少暫時得到了解決。

一天，我的公務機響起，急診的住院醫師告訴我，信子吞了一大把藥，來到急診。經過洗胃和觀察過後，她總算可以回家。

「我也不知道為什麼，那天自己待在家，心情就突然變得很差很差……」回到門診的她，繼續幽幽地訴說。

這樣的一次吞藥事件，也讓信子失去了獨處的機會，因為擔心她又做出傷害自己的行為，爸爸要上班，無法照顧，只好再把她送回到外婆家。

我不禁想起以前上心理治療課程時，老師曾語重心長地告訴我們：有些個案，會下意識地重複自己所受過的創傷，甚至不由自主地去暴露在那樣的創傷裡。

「為什麼明明知道那樣會受苦，卻又要自己去招致那樣的痛苦？」當時我聽了課，心中有止不住的疑問。

但後來的臨床經驗，卻又一再地驗證了這個說法。人類的行為是非常複雜且微妙的。被渣男傷害的人，還是常常會一再地被渣男吸引；被家暴的人，長大了還是去尋找會對其使用暴力的對象。信子好不容易得到遠離流言蜚語的機會，還是做了會讓自己回到外婆家的行為。

而在這種時候，旁人自以為是的「協助」，便往往會造成揠苗助長的效果。就如我自以為給了一個建議，協助信子父女溝通，以為簡單的一個不去外婆家的舉動，就可以讓她情緒變好，卻沒想到反而讓她無所適從。

然而**這些因為是在潛意識發生，個案往往恍然未覺**。以至於旁觀者常常會覺得：「你怎麼又去做了這些事情」、「我給你的建議，你都沒在聽」等等，最後心灰意冷地離開個案，而後，個案又重複地經驗到被「拋棄」的事實。

就算看見了個案的這些情況，也無法粗魯地直接挑明，否則個案很容易陷入「原來這一切都是我自己所造成」的想法中。

要治療這樣的個案，必須透過相當深度的專業心理治療，陪伴個案的拉扯和無力，一點一滴地慢慢讓個案自己理解這一切，從而自發性地改變。**並不是單純給建議就可以解決的。**

///

看見了這個狀況，我花了很多時間，才說服信子去接受專業治療師的個別心理治療。又花了更長的時間，一直休學在家，對什麼都說沒興趣、沒動力的信子，有天總算告訴我一個讓人振奮的消息。

「我申請自學通過了。」

「真的嗎？」

看我露出開懷的表情，她如同曬到太陽的蝙蝠，立刻又縮回洞穴裡。

「這有那麼令人開心嗎？我不知道，只覺得壓力好大……」又開始囈語了。

這個黑暗森林少女仍然在診間幽怨。但穿越無力感，**試圖持續地陪伴**，便是我唯一能做的了。

【兒心醫師想說】

「陪伴」是無論孩子的狀態好壞，你都在身邊

很多家長面對孩子的憂鬱狀態時心急如焚，總是希望醫師的建議能對孩子醍醐灌頂，甚至是當頭棒喝，讓孩子從此就「好起來」、「走出來」。

事實上，一個憂鬱的青少年，絕不是一天造成的。往往是從小到大許多事件與情緒的堆疊、累積，才把孩子澈底地淹沒。

既是如此，我們又如何能希冀外人的幾句話，就能夠讓孩子奇蹟似的好轉，甚或是所謂的「好起來」？

很多孩子都會這樣述說：「是不是我好起來了，你們就又可以繼續忽略我曾受過的傷了？」對於孩子來說，這又是另一種的「被拋棄」或是「被放棄」。

比較可以接受的方式是——持之以恆地陪伴。這是一種「無論孩子狀態好壞，你都願意在他身邊」的態度。

我們不是期待孩子「好起來」，只希望他能找到自己的平衡，以及繼續生活下去的方式。讓孩子感受到這些，就如同不分寒冬、酷夏都悉心地照料盆栽，孩子總有一天會探出頭來，長出美麗的新葉。

「醫師，我能不能再加點安眠藥？」

——當依附關係動盪不安

珍珠剛來就診時才高二。喜歡 cosplay 的她，總是把自己打扮得很可愛：綴著蕾絲邊的裙子、粉綠色上衣配絨毛白色帽子，連側背包都是一隻可愛的大耳兔造型。仔細看她的臉，也上了淡淡的精緻妝容。

珍珠的聲音嗲嗲的，很難想像她是一名業餘電競選手。

「我不算很強啦！每次去比賽，都還要別人 carry 我。」

每當我聽說她去比賽獲勝的時候，總是不禁佩服她在充滿競爭的電競圈能有一席之地。

但珍珠總是習慣反駁說，她不是最厲害的，都是別人幫忙她。

那些她口中的「別人」，幾乎都是男性，而且更換的速度驚人。

「我又換了男朋友啦！你是不是都不意外了？」她笑靨如花地說。

「上次你說是一個學長，很強很強，要去讀交大是吧？」我努力在腦海中翻著她的情史。

「呿！那個學長根本就是個渣男，沒多久就被我發現他也跟別的女生約會。」

珍珠的恚怒一閃即逝，很快又冒出粉紅泡泡。

「這次是個大叔，已經有工作嘍。感覺很成熟，在比賽的時候很可靠，不會像上次那個渣男都只顧自己衝前面。比賽完，他也會很耐心地陪我一起檢討戰術……」

「大叔？他幾歲呀？」我看著螢幕上的「十七歲」，想像這個全身毛茸茸如同玩偶般的女孩，和一個大叔交往，思索著畫面是否有些驚人。

「三十嘍，留著小鬍子，很像日本人，開了一間小拉麵店。他煮的拉麵很好吃，我忍不住就愛上他了。」

珍珠更換男友的速度驚人，對分手的情人絕不留戀，彷彿一名情場老手。但每次談起戀愛來，卻又如同少女一般，很快就沉浸其中。

「你有沒有算過，大叔是你第幾個男朋友了啊？」我打趣地問她。

「應該是第七……不對，如果那個沒說交往的也算的話，應該是第八。」她偏著頭，自己都算不出來到底交過幾個男友。

「嘖嘖，這個男友，爸爸應該也不知道嘍。」

「當然啊，你千萬不要跟他說喔。要是他知道，一定又要發瘋了。」

／／／

珍珠的父母在她小時候就離異，獨生女珍珠跟著爸爸。但爸爸埋首工作，很少過問她的生活。珍珠雖然喜歡打電動，但憑藉著小聰明，交上去的課業和成績倒也還過得去，所以爸爸一直以為她過著循規蹈矩的日子。

直到有天，珍珠蹺課被老師抓到，爸爸才氣急敗壞地發現女兒其實常常沒去學校。

「那你沒上課時，都在幹麼？」我曾經問過。

「就……到處閒晃啊！學校上課都好無聊，同學又都好幼稚，整天只知道讀書讀書，我根本不想鳥他們。」她一副大人樣的蹺著腳坐在椅子上，玩著手指。「外面的世界那麼好玩。我在遊戲裡認識很多人，他們會帶我去看電影、參加比賽和活動，有些人還有自己的工作，我就去他們上班的地方待著，看他們工作的樣子。我覺得這些都比在學校好玩，也比在家裡好玩。」

珍珠爸爸的工時相當長，常常半夜才回家，甚至沒回家（她輕蔑地說，「誰知道他又去哪個女人家睡覺」）。但爸爸會供給她數量可觀的零用錢，因此她也常常坐高鐵上台北，參加電競比賽或cosplay活動。

常蹺課的事情被爸爸發現後，珍珠乖了一段時間，也就是那時被爸爸拎來看診。然而在風頭過去後，等爸爸不再盯著自己，她立刻依然故我地見網友、趴趴走，只是開始會不定期地回來向我「報告」。

///

珍珠看似過得自由自在，實際上卻有著她的焦慮和恐懼。

「我晚上常常睡不著，會作噩夢驚醒。」和大叔分手後，她痛苦地對我說：「我夢到媽媽……我很久沒夢到那個女人了。在夢裡，她跟爸爸大吵，就像他們以前在家裡大吵一樣。然後她甩上門出去，房裡突然就都沒人了，牆壁好白好白，房間變得好大好大，我想叫出來，但是都發不出聲音。」

「好孤單、好害怕的感覺。」我回應所感覺到的情緒。

「醫師，我可不可以再加點安眠藥？最近真的好難睡。」她睜著汪汪大眼對我說。

雖然與爸爸討論過珍珠其實有焦慮和憂鬱的狀態，他也同意用藥來緩解情緒，但每次調整藥物，我還是希望可以先和爸爸討論過，徵得他的同意。

「但是要調藥，我還是想跟爸爸討論一下……」

「那還是算了。他又會問我為什麼，真的煩死了。」珍珠沒好氣地說道：「他根本不關心我，憑什麼管我吃藥？是不是我十八歲之後，就可以不用跟他討論了？下個月就是我十八歲生日了欸，以後就可以不用管那個老頭了。我要在生日那天來回診，讓醫師祝我生日快樂。」

我笑了，有時真覺得門診的孩子怎麼會那麼可愛，又那麼讓人心疼。還曾經有孩子拿畢業紀念冊來給我簽名，當我發現自己竟然是上頭第一個簽名的人時，心中真是既感動又擔憂。

結果生日當天，珍珠沒來門診，卻去了急診。

據守急診的住院醫師表示，珍珠是在一見鍾情的小開男友幫她跨夜慶生時，差點遭到性侵。小開男友找了一群兄弟上ＫＴＶ幫珍珠慶生，也帶了好多酒來喝。剛成年的珍珠興奮得酒到杯乾，恍惚間卻發現男友色瞇瞇地想脫她的衣服；更可怕的是，他的兄弟們也都在旁邊圍觀著……

幸好珍珠機警地按下手邊的服務鈴，趁服務生開門時，跌跌撞撞地衝出包廂，男友才沒得逞。

在警局做筆錄時，她呼吸急促，恐慌發作，於是被送急診。

珍珠在門診對我描述這些時，聲音顫抖著。

這時不適合說什麼「我以前不是就常常提醒你跟男友出去要小心嗎」這類的話。但我心中有種隱約的自責，當珍珠與我分享每任男友的事情時，我是否應該態度強硬些地告誡她呢？雖然以我對珍珠的了解，這種說教類型的話，她很難聽得進去。

「別再這樣了……」我深吸一口氣之後說。

「什麼？」她擦擦眼淚，疑惑地看著我。

「不是說不能交男友，但是慢一點，多了解一個人，再和對方在一起吧，不然太容易受傷了。然後真的決定交往的話，可以讓爸爸知道一下，至少曉得是誰，對方也才會有所顧忌。」我看著珍珠猶豫的表情，嘆口氣又說：「不然也可以請對方陪你回診啦，至少讓我看看男友長怎樣，是不是真的有你說的那麼帥啊。」

聽了最後一句，一直皺著眉頭的珍珠終於笑了出來，輕輕點頭。

///

有些小聰明的珍珠，考前只是稍微收心讀點書，就輕鬆考取了北部大學的二類組科系。

這次不知是不是把我的話聽進去了，或是被ＫＴＶ事件嚇到，大學開學後，她竟然好一陣子沒交男友。

她依然南北來去如風，偶爾見到她週間出現在門診，我總忍不住嗆一下：「啊又沒課嘍？」

「課就在我心中，身體有沒有在教室裡，不是重點。」真是個伶牙俐齒的小妞。「我今天帶了一個人來。」

「喔喔喔?!」這次的空窗已逾半年，算是打破她個人紀錄了。

「欸，我們還沒交往啦！他是我在資訊研究社認識的。他這人滿無聊的，不太會講話，不過很聰明，很會寫程式，很會幫我 debug（程式除錯）。」

珍珠微帶嬌羞地說著。

「我一開始對他也沒什麼興趣，不過他一直在我旁邊晃來晃去，還教我寫程式。他說我很有寫程式的天分，之後可以一起去打比賽。我現在就是想說，把他帶來讓醫師看看覺得他怎麼樣，順便也想讓他了解我的身心狀況……」

她越說越害羞，越來越小聲。

「願意陪你跑這麼遠來回診的人，我相信他一定很關心你。」我笑著說。

看著和過往的辛辣作風不同，現在嬌羞如同小女孩的珍珠，想必這次經過深思、醞釀後的交往對象，應該和以前那些「一見鍾情」的對象不大一樣吧。

【兒心醫師想說】

以「當孩子朋友」的心態，保持彼此連線

有些孩子在家庭中得不到穩定的依附關係，便會向外尋求。同學、朋友、老師、醫師，甚至網友，也是現今很常見的依附關係。

我們總是期待一段穩定的依附關係能為孩子帶來正向改變，但孩子在追尋關係的路上常跌跌撞撞，許多速食交往的結果，反而讓孩子更受傷。此時，身邊的大人們看著孩子複雜的交往關係，常心急如焚，深怕孩子引火燒身。然而越是大聲喝止，孩子往往更是三緘其口，漸行漸遠。

一邊陪伴青少年嘗試發展穩定的人際關係，又要避免批評孩子的交往對象、交友方式，這自然不是容易的事。

這段時間的家長必須保持當「孩子朋友」的心態，減少權威式的責備，讓孩子願意開口分享交友的各種酸甜苦辣。保持彼此連線，才有給予建議的機會和空間。

「媽媽，你會不會死掉？」

——過度「共生」的親子關係

玉佩在後疫情時代的某天，一個人來到我的門診。

政府已公告恢復餐廳內用，大街小巷都是活力復甦的氛圍，人們雖然還戴著口罩，但已不再害怕上街走動。此時仍戴著雙層口罩外加護目鏡的玉佩，看上去格外顯眼。

「醫師，其實我今天是來問我兒子的狀況的。」她隔著厚厚的口罩，開門見山地說。

「咦？那你兒子呢？」我問，怎麼看都只有她一個人哪。

「我沒帶他來，想說診所比較髒，我怕他會接觸到病毒。」她理直氣壯地說道。

由於法律規定醫師看診一定要見到本人，我向玉佩解釋了相關規定，她十分不滿，甚至對我說出「那孩子如果因為來門診而確診，醫師你要負責嗎？」這種近乎情勒的話語。但規定就是規定，總不能做違法的事吧。我委婉地重複告知，最後她氣呼呼地拂袖而去。

///

幾天後，玉佩又出現了，推著一台巨大的嬰兒車，車上用透明塑膠布封得嚴嚴實實的。她語帶不滿：「我帶孩子來了，這樣總可以了吧！」

原來嬰兒車裡面裝的正是她的兒子小浩。

不管是精神科或兒心科，醫師評估病人的狀態，最仰賴的就是「會談」。會談需要面對面，要觀察病人服儀、講話語氣、神色，甚至與旁人的互動。很多人都認為我們只是聊聊天，所以視訊或轉述也可以，事實上**有很多非語言的訊息，都必須面對面才能感受得到。**

然而，像這樣對著一個幾乎是被包在「水族箱」裡的孩子會談，我也是第一次見識到。我端詳著嬰兒車，看得出五歲的小浩其實已經不矮，雙腳彎曲，侷促地放在腳踏墊上。即便已經隔著塑膠布，嬰兒車內的他仍戴著孩童用口罩，令人好生擔心他會不會氣悶。

「當然，謝謝你辛苦地帶他來。那小浩怎麼了呢？」我肯定克服恐懼帶孩子來看診的玉佩，詢問道。

玉佩娓娓道來，原來疫情剛爆發的時候，小浩剛好開始去上小班，於是才進學校沒多久的他很快就面臨停學。玉佩非常擔心他出門會被感染，也因此這兩年來，小浩不僅沒上學，也沒出門，過著近乎完全被隔離的生活。

本來也都相安無事，但最近這幾個月，小浩開始情緒變化越來越大，整天吵著要用平板，只要不順他的意，就摔玩具、餐盤。這幾天，甚至開始出現反覆洗手、洗澡的狀況，還哭著問媽媽：「我會不會生病死掉？」這可把玉佩嚇壞了。

「醫師你看，他的手都洗到脫皮了。」玉佩指著小浩的手掌說。隔著塑膠布，仍依稀可見他胖胖的小手確實發紅，也有點脫屑。

「所以小浩這兩年都在家裡做什麼呢？」我細思極恐。大人被隔離兩週都會感到壓力了，何況是整整兩年幾乎都沒出門?!

「我自己準備一些幼兒教材，澈底消毒過後，幫他上課。但小浩總是不專心，對那些教材好像也不太感興趣。所以我後來就找了一些線上課程，讓他用平板上課，覺得對他比較有吸引力。」

小浩可能發現我們在談論他，在嬰兒車裡不舒服地扭動著，開始發出呻吟一般的喊叫，感覺想要離開嬰兒車和塑膠布帳篷。

「小浩！你不能這樣，你不能下來，外面有病毒，很危險！」玉佩大聲喝斥小浩。

「病毒？我不要死掉！媽媽，我會不會死掉？你會不會死掉？我要洗手！我要洗澡！」

小浩開始哭喊著要洗手，玉佩不得已而拿出隨身乾洗手，塞進嬰兒車，但孩子的雙手早已脫皮泛紅，噴上乾洗手液之後，他又大喊著：「好痛！」

「媽媽會保護你，媽媽不會讓你感染病毒，不會讓你死掉……」玉佩抱著嬰兒車，無助地紅了眼眶，幾乎崩潰般的喃喃回應著。

望著眼前簡直像電影情節的這一幕，大略可以推測出這兩年，玉佩和小浩大概過著什麼樣的日子。孩子沒上學，和媽媽整天綁在一起，已經形成了極為強烈的共生關係。

然而，小浩本來正值應該離開媽媽，獨立到幼兒園上課的時刻，這段重要的發展過程硬生生地被疫情停課而延後了。

「小浩，我們這裡每天都有消毒，所以很乾淨，不用擔心有病毒喔！」我指著角落的紫外線消毒燈，安撫小浩。他疑惑地看著媽媽，見媽媽也點頭，表情瞬間放鬆，不再哭喊。

見小浩比較冷靜後，我好奇地詢問：「媽媽，他是從什麼時候開始一直問這些『死掉』的問題啊？」

「因為學校已經恢復上課，所以上個月幼兒園問我們要不要回去。但我沒讓小浩打疫苗，也很怕他去上學會確診。可是停課這麼久，他一直不上學，我又怕他跟不上，所以就問他的意見。誰知道我只是問他想不想去上學，他就開始變這樣，整天都很害怕，說不要離開我，怕我會死掉……」

在這兩年之中，小浩可能已經把「離開媽媽」、「出門」與「感染病毒」、「死掉」劃上等號了，所以現在一聽到要離開媽媽去學校，這些焦慮整個被勾起，就變成現在這樣幾乎像強迫症地重複問一樣的問題。

我整理一下想法，在小浩此起彼落的尖叫聲中，試圖對玉佩說明。

「那現在我該怎麼辦?!」

「媽媽，首先，你得控制你的焦慮。你要身體力行地讓小浩看見，其實外面的世界沒那麼可怕，出門也沒那麼危險，你們不會因為離開家就死掉。」我嚴肅地對玉佩說道。

當然，這個過程最好不要太躁進，可以先從離開家不遠、人少的公園開始練習。

孩子和媽媽的分開與獨立，也需要一步步適應。媽媽試著不要全天陪伴孩子，或是請別的家人來幫忙替換照顧，讓媽媽逐步地抽離。

等到小浩越來越適應外面的環境，也能跟媽媽分開更長的時間，這時候再考慮回學校，可能會比較順利。

我心知這可能會是一段不短的過程，於是盡力向玉佩解釋各種可能發生的狀況。

「他沒有我保護，真的可以嗎？」玉佩擔心地詢問著。

「不是要你一下子完全離開他。要**讓小浩知道需要的時候你會在，但同時也要給他探索外界的機會**。慢慢來，他總會長大呀。」

我預約了下次回診，玉佩手忙腳亂地推著仍持續喊叫的小浩離開診間。

意外地，一週後是爸爸帶著小浩回診。這次小浩不再被放在包著塑膠布的嬰兒車裡，不過，還是戴著護目鏡與雙層口罩。

「醫師，上次真的很謝謝你跟我太太說那些。」爸爸彬彬有禮地對我說道。「我太太這兩年真的有點……反應過度了。不但把自己和孩子都關在家裡，甚至也不准我下班後接觸小孩，我怎麼跟她說都沒用。」

「所以上次看診後，媽媽就有改變了啊？」我很驚訝，本來覺得這個情況可能還需要持續一陣子。

「其實玉佩本來就很聰明，也很愛孩子，所有對孩子好的事情，她都願意去嘗試。她看診後，找我談了很多。我跟她說，外面的世界早已恢復常軌，她也該放下心中的焦慮了。有天，我把孩子託給阿嬤照顧，我們夫妻倆難得一起出門走走，也讓她跟我幾個確診過的朋友視訊聊天，看看他們現在健康的樣子。像今天她讓我單獨帶小浩來回診，對她來講，就是一個對孩子放手的練習。」爸爸寬慰地說道。

原來玉佩開始改變自己的心態，試著放手讓爸爸幫忙照顧小浩後，孩子的狀況真的就慢慢穩定下來，不再持續洗手、詢問「死掉」的相關問題。也因此，玉佩才漸漸相信這個改變的方向是對的。

也幸好有先生在身邊陪伴與鼓勵，她才能慢慢接受，如今就是要與病毒共存，也該放手讓孩子往前走了。

望著小浩在護目鏡下的明亮眼神，我問他等等要去做什麼。

「爸爸說看完醫生，要帶我去吃冰淇淋，我要吃香草口味！」他興奮地說道。

///

疫情這幾年，別說是孩子，幾乎所有人的生涯規劃都因此多少延宕、停擺。

而如今風雨已過，前方風景依舊，**孩子的適應力其實遠比我們想像的強大**，很多時候反而是大人難以望其項背，需要努力追上他們的步伐。

希望在疫情中浴火重生的這一代孩子，未來能長成更有韌性的大人。

【兒心醫師想說】

大人的焦慮與傷痛，孩子會吸收

面對災難來臨，不管是人為或天災，大人和孩子都需要一段時間休養、照顧自己的身體與心靈，使之修復。

然而，孩子總是睜大眼觀察著周遭大人的一舉一動。如果大人只是嘴上說著沒事，但行動卻慌慌張張，過度警戒，孩子也會跟著焦躁起來。

尤其是身處災難狀態中的小孩，往往極度仰賴身邊大人的照顧，承接大人的情緒，也會最直接吸收大人的所有焦慮、傷痛，甚至可能產生不合宜的罪惡感或其他焦慮症狀（如文中小浩反覆洗手、洗澡的強迫症狀）。

如有災難發生，大人必須先安頓好自身，避免過多的焦慮，接著安撫孩子的情緒，使其有安全感。

如果大人本身出現過度焦慮的症狀，建議就診身心科。先照顧好自己，才能照顧好孩子。

「我邊讀書邊打瞌睡，只好甩自己巴掌。」（上）

——相伴療傷的少女們

現代孩子的成長環境，充滿了許多我們這一代大人們小時候未曾體驗過的全新事物。其中，各式社群媒體的興起與普及，由於充斥著同儕比較、匿名攻擊等現象，常被視為兒童、青少年心理健康的洪水猛獸。然而水能載舟，亦能覆舟，很多東西實在很難直接就以「好」或「壞」來二分地斷定。

有時，那些被大人認定「壞」的人、事、物，卻在意想不到的時刻，默默地溫暖著孩子難以被觸及的內心角落。

／／／

橙子與藍藍是兩個花樣年華的少女，她們的人生原本毫無交集。橙子是高中生，而藍藍才國中，兩人讀的學校、生活的地區，都完全不同。

／／／

身材高䠷、看上去比實際年齡成熟的橙子，從高一開始來我的門診。就讀私立學校的她因為極大的課業壓力而陷入憂鬱，決定休學。

「現在小孩的抗壓性怎麼會這麼差，稍微逼一下就憂鬱。我們以前也都是這樣過來的啊！」橙子媽媽穿著黑色條紋套裝，戴著金邊眼鏡，據說是律師界的新星。

橙子一直都很希望能符合優秀爸媽的期待。個性倔強的她，從國小到國中都是班排第一。

「醫師，你知道我以前是怎麼維持班排的嗎？我每天讀書到一、兩點，睡前設個五點的鬧鐘再起來念。冬天的早上，有時候天都還沒亮，我邊讀書邊打瞌睡，只好甩自己巴掌，才能保持清醒。」橙子睜著滿布血絲的眼球說道。

「你爸媽知道你這樣嗎？」我邊聽邊搖頭，這簡直是現代版懸梁刺骨的讀書法。哪個父母聽到孩子這樣會不心疼？

「我媽跟我說，她以前也是這樣過來的。只要能讀得下書，什麼方法都可以嘗試。只要別打到瘀青就好，這樣會被學校通報。」橙子嘲諷地笑著說：「她甚至建議我捏大腿，比較不會被老師發現。」

……我無言以對。橙子過去是活在怎麼樣的**「完美女兒地獄」**，已經歷歷如繪，句句血淚。

然而上高中後，由於資優班人才濟濟，即便她讀到再晚，也無法再維持班排第一的成績，第一次段考只有班上第三名。她拿到考卷之後，哭了三天。

小心翼翼維護的完美女兒形象破碎了，她從此一蹶不振，拒絕再去學校。

橙子爸媽剛開始仍維持他們一貫的高壓教養模式，堅信玉不琢，不成器；甚至在她不去上學的期間，跟她說不去上學就沒飯吃。陷入憂鬱的橙子本就沒食欲，也不在乎那幾餐。日漸消瘦的她躺在床上，一動也不動。爸媽又衝進房間，對她大呼小叫，逼她起床去學校，但她抵死不從。

最後在她割腕後，爸媽終於勉強接受女兒生了病，需要休息的事實。

橙子辦了休學，一邊養病，一邊定期回診，也接受心理治療，慢慢累積著重新站起來的力量。

//

橙子在為課業掙扎的同時，國小的藍藍則正身陷**家庭暴力的陰影**中。

藍藍爸爸在她小六時經商失敗，欠了一屁股債務。原本和樂的家庭，一夕之間變了樣。

「爸爸以前都會帶我們出國。我記得幼兒園的時候，我們全家去東京迪士尼，他給我買了好多好多娃娃，只要我開口，他全都會買給我。那時候他叫我『小公主』，說『想要什麼，爸爸全都買給你』……」

藍藍在診間說這些的時候，臉埋在雙手裡，泣不成聲。她的手臂上，還有著觸目驚心的黑青指印。

爸爸自從負債後，原本只是應酬時喝酒的他，變成借酒澆愁。就像電視劇演的一樣，只要爸爸喝個爛醉，下課回家的藍藍都如履薄冰。

一次，藍藍躡手躡腳地想經過客廳，沒想到驚動了半醉半醒躺在沙發上的爸爸。「看見恁爸是袂曉叫人嗎?!」爸爸突然雷霆大吼。「這馬連你也看我袂起啊膩?」砰的一聲，酒瓶砸在藍藍身邊的電視上，嚇呆的她無法動彈。爸爸右手高高揚起，踉踉蹌蹌地朝藍藍走來。媽媽聞聲趕下樓，尖叫著叫她趕快回房間。

關上房門，外面又響起爸媽沒有終點的爭執毆打聲。而門後的藍藍只能跌坐在地上，摀著耳朵，淚如雨下。

國中導師發現了藍藍身上的傷痕，通報家暴，這個家最黑暗的時刻暫時劃下了逗號。爸爸不再對她們母女動手，但仍意志消沉地成天泡在酒精之中。媽媽兼了好幾份工作，拚命支撐家計和還債。而在校仍是悶悶不樂的藍藍被帶到我的門診。

一開始，她疏離、恍神。隨著回診、服藥，話漸漸多起來，伴著一次又一次的淚水。

聆聽她的故事的同時，我只能盼著，那些釋放的淚水，正在洗滌她心中的傷口。

///

藍藍在診間淚如雨下的同時，橙子正在休養生息。

「我最近有去上舞蹈課。」休學幾個月了，橙子的眉間逐漸清朗起來。

「噢？我記得你本來就喜歡跳舞吧。這次上的是什麼課？」

橙子說過，在小時候學的眾多才藝之中，她最喜歡的就是舞蹈。但是國中後為了維持班排，舞蹈課被爸媽勒令停止。

「最近上的是韓流。」她拿出手機快速滑動。

「寒流？」老人如我一開始還聽不懂，直到她把手機秀給我看。「噢，是韓國流行舞蹈的意思嗎？」

「我們最近在上 BLACKPINK 最新的舞。醫師我跟你說，Lisa 真的超強的，她是我的神！」橙子指著手機中的 Lisa，眉飛色舞，跟之前判若兩人。

我心中正欣慰著橙子終於比較有元氣，突然想到母女倆先前還在診間爭執不下，媽媽堅持不讓橙子上舞蹈課，橙子也抵死不上媽媽安排的家教課。

「咦？媽媽竟然願意讓你去上舞蹈課？之前她不是還請數學家教，要你在家上課嗎？」我問。

「我和他們交換條件，每週上英、數兩天家教課，換我去一堂舞蹈課。」橙子輕快地說道。

「哇，你竟然能說服媽媽，真是太厲害了！」我想到身為律師的橙子媽到哪都彷彿在法庭上般咄咄逼人。

「你上次不是跟我說，不要和她硬碰硬，所以我就找了她心情好的時候，稍微撒嬌一下。可能……她畢竟還是有點愛我吧，竟然就答應了。」被我這麼一點，橙子彷彿心不甘情不願地坦白道。

「這個更厲害，你學會撒嬌這個新技能了欸！」從來橙子都是跟媽媽一個樣子，倔強到不行，沒想到這次她竟然能以柔克剛，真是大進化了。

「我們舞蹈班一季之後會有成果發表喔！醫師，你要不要來看？你現在是我唯一的好朋友……休學後，我也沒和同學聯絡，現在只有你會聽我講話了。」她熱情地邀請我。

「啊，那一定很精采。但很可惜，我沒辦法……」

原則上，在診間以外的地方，精神科醫師通常不適合與病人有接觸，這是有醫療倫理議題的。我好好地向橙子解釋我的限制，以及這是為了保護我和她的醫病關係。她微帶落寞地接受了。

沒想到一季過去，我卻從意想不到的地方看到橙子的舞台表演。

「橙子姊姊真的好厲害喔！」藍藍在診間秀出手機，照片中是橙子在舞台上扭腰擺臀的樣子。

「咦？你們認識？」我驚訝地問道。

「啊，醫師，你不知道嗎？」藍藍吐了吐舌頭，彷彿不小心說破了別人的祕密。

「有一天，我來這裡回診完，我的ＩＧ突然跳出建議好友，那個人就是橙子姊，我好奇地點進去看，沒想到看到你診間外面的照片。加了她好友一聊，才發現我們的共通點就是醫師你。」

我真是驚呆了。沒想到ＩＧ的演算法這麼厲害，可能只是偵測到他們常常在同一個地方出現，就建議成好友。難怪小病人們常常莫名其妙會認識成一團，我還以為他們是因為候診時間太長，聊天聊到認識的。

「我們還滿合的，每天都會在ＩＧ上聊天，已經變成朋友了。橙子姊姊說她的舞蹈班要成發，她爸媽都沒空去，問我要不要去看。反正我那天也沒事，所以就去了。她在台上真的好厲害，好正，看得我也想學跳舞了。」藍藍充滿了迷妹的表情。

／／／

從那之後，橙子和藍藍就常常一起相約來看診。橙子還挪出時間教藍藍跳舞，兩人也常常一起約去看電影、逛街等。兩個女孩很有話聊。

「藍藍就像我妹妹一樣，而且她的狀況讓人好心疼。不知道為什麼，讓我有種想要好好照顧她的感覺。」個性原本就比較好強的橙子像突然找到生活重心似的。

「橙子姊都會聽我說話。上次我爸爸又在發酒瘋，我回房間也是第一個打給橙子姊，她聽我說了好多好多，不然我真的差點就要吞藥了。」藍藍也像找到救星。

春去秋來，兩個女孩就這樣相伴看診，慢慢地一起長大。

橙子在休學期間，一邊繼續跳舞的興趣，一邊漸漸重拾課業；藍藍在爸爸酗酒的陰影下，努力掙扎著，有時假日和橙子一起到圖書館讀書。

橙子立下志願要考醫學系，以後想幫助更多人；藍藍則是決定以五專護理科為目標，成為護理師。

「說不定以後橙子姊像你一樣在看診，我就可以像這位護理師姊姊，在旁邊幫忙她。」藍藍對著我和跟診護理師說道，眼神天真而期待。

「護理師真的很辛苦欸。護理師姊姊心裡在勸你不要想不開啦。」我打趣地對藍藍說。跟診護理師聞言大笑，不住點頭。

我們在診間笑成一片，女孩們的夢想正在發光。

///

然而對於這樣的一段情誼，橙子媽媽卻不樂見……

「雖然傷心，但至少我感覺到坦誠。」（下）

——先照顧好自己，才有力氣去照顧人

「謝醫師，你能不能勸勸橙子別再跟藍藍往來？」回診時，橙子媽媽支開女兒，一如往常地犀利發言。

「啊？發生什麼事了嗎？」我連忙詢問。

「也不知道她們怎麼在網路上認識的。現在的網路真的很可怕。其實一開始，我就反對橙子和她當朋友，我看到的孩子交網友通常都不會有好下場，尤其又是……病友。那

個女孩家裡不是很複雜嗎？我聽說她爸爸喝酒，還家暴，這種家庭，我在法院見多了。我不是說這種家庭的孩子一定有問題，但是多少都會受影響。」橙子媽皺眉說道。

「媽媽指的影響是？」我繼續澄清。

「這幾天，藍藍好像常常半夜傳割腕的照片給我們橙子，弄得橙子心情也受影響。我跟橙子說，希望她少和藍藍聯絡，但她都聽不進去。我很怕她好不容易變好了，又被藍藍影響拖下水，又開始自我傷害。醫師，她最聽你的話，你可不可以幫我跟她說說看？」

橙子媽臉上滿滿寫著擔心，難得用拜託的語氣對我說道。

其實橙子媽的憂慮，我能理解。我也常常思考，這些帶著憂鬱傾向的孩子們雖然能夠彼此理解，但是也容易彼此影響情緒。這樣聚在一起，到底是一件好事還是壞事？

我想了想，整理好思緒道：「我會問一下橙子這件事。不過原則上，我不會、也沒有權利強迫橙子不跟誰聯絡，我只能陪她一起想清楚這件事，以及協助她把想表達的整理好，好好和藍藍溝通，最後的決定權還是在孩子們身上。」我努力對媽媽解釋我的立場。

「說真的，現在的孩子用３Ｃ都比我們厲害多了。如果不是孩子們自己發自內心想清楚，我們根本不可能禁止他們跟誰聯絡。」

「其實我也知道。我都很強勢地要橙子直接封鎖藍藍，但是她根本都不聽。也許真的要用醫師說的方式，陪她一起想怎麼做最好吧。」

經過這段時日，橙子媽媽也逐漸開始學會反思自己。

我肯定媽媽的想法，接著請橙子進來診間。

///

橙子的表情有些失魂落魄，剛坐下，就無助地開口：

「醫師，我覺得好累。最近藍藍的狀況不好，不管我怎麼跟她說，她都聽不進去。每次都說她好想割腕，不然就是想把藥全部吞下去……昨天我真的氣到了，就跟她說如果她真的做了，我就和她絕交。」橙子失望又生氣地表示。「可是我又好擔心萬一她被刺激到，真的做了，這樣是不是我害的？」

其實**面對朋友的自傷行為，孩子本身也很慌亂、無助，這時，她首先需要的是陪伴和理解。**

「橙子，身為朋友，你已經很努力了喔。」我對她說。

「我最近在準備復學，自顧不暇，真的拉她拉得好累，她又一直這樣。我知道她家裡的狀況，也可以體諒，但是有時候和她講話，真的壓力好大……媽媽又一直叫我封鎖她，但她是我朋友啊，我怎麼可以拋下她不管?!」橙子無奈又心痛地說道。

很多孩子在面對朋友透露憂鬱情緒、甚至自殺的想法時，會感到不知所措。其實不只是孩子，就算是成年人都很難面對另一個人的這些情緒，不斷地試圖安慰對方但仍毫無起色，這時，很容易陷入「我幫不上忙」的無力感。

當事人往往也很想趕快好起來，然而此時，他們需要的不只是朋友的陪伴，還有專業的協助。

「我知道你很想幫她，但是自己要先顧好，才有力氣照顧其他人。你不是想當醫師嗎？你知道醫療人員被教導，在災難急救現場要注意的第一件事是什麼嗎？」我試著舉例，想讓橙子理解。

「是什麼？找到最嚴重的病人，趕快做ＣＰＲ嗎？」橙子進入思考狀態，眼神專注。

「不是。災難現場往往都很危險，可能會有爆炸什麼的。所以到達現場的醫療人員，最重要的是『注意自己的安全』，免得還沒救到人，結果製造更多傷患。」聽到我這樣說，橙子也笑了。「**在情緒的災難現場也是一樣，一定要先顧好自己的狀態，你才幫得上忙。**所以，如果藍藍有超出你能力的情緒或需求，要請她尋求專業協助。」

「尋求專業？專業指的……是你嗎？」橙子露出恍然大悟的表情，指著我問道。

「不然咧？現在是在說我不夠專業嗎？」我故作誇張地翻個白眼。她調皮地笑了。

「你可以告訴她，你真的很關心她，但是你也有你的極限，有你想做的事。你們不是有個一起當醫師和護理師的夢想嗎？為了你們的夢想，你必須好好努力。她如果狀況不好，現在需要做的努力就是好好地回診服藥，讓我幫助她，你們才能一起去到想去的地方呀。」我強調醫療的角色，讓橙子知道不是只有她一個人能幫助藍藍。

聽完我的話，橙子沉默良久。

「我知道了，我會再想想怎麼跟藍藍說。」離開前，她若有所思地說道。

／／／

隔幾天，藍藍回診時，也對我說了橙子的事。

「橙子姊說她最近很忙，她也想聽我說話，但是沒辦法像以前撥出那麼多時間。」藍藍無奈地表示。

「那你聽她這樣說，有什麼感覺呢？」我問。

藍藍想了想，回答道：「其實我很感謝她告訴我這些。我一直都很害怕自己的情緒會影響到其他人，所以不敢放心跟別人說心事。橙子姊是我第一個什麼都能說的朋友，但是我也很怕會拖累她。她那天告訴我之後，我才知道她的感覺。」

「知道她的感覺之後呢？」

「我好像鬆了一口氣欸！如果是其他人，我可能會覺得又被丟下了。但因為是橙子姊，我相信她是出於珍惜我們這段關係，所以才趕快告訴我，她快受不了了。」

藍藍出乎意料地冷靜述說著她的心情，我不禁想提出疑問：「聽她這樣講，你不會有點難過嗎？」

「當然一開始還是有點傷心，但是，至少我感覺到**坦誠**。你知道生這種病啊，很多人都會對我說：『你有事情可以跟我說。』但我說了之後，他們卻開始逃避我。橙子姊是第一個告訴我，雖然她沒辦法一直陪在我身邊，但她會一直很在乎我的人，我相信她。」

藍藍抬起頭來。

「我們約好了，最近先不見面，各自過好生活，有空的時候互相給點關心的訊息。等我們考上心目中想要的科系後，再一起約去看 BLACKPINK 的演唱會，還要一起練舞。」

看來橙子做得很好，她的真誠確實地傳達給藍藍了，我在心中默默地讚許。藍藍也是個溫柔的好孩子，沒有誤解橙子的真心。此刻她的眼中，有種只想往前的勇敢。

接著她目光一轉，落到我的身上。

「橙子姊叮嚀我一定要好好地回診治療，她說要相信你的『專業』。所以我就繼續麻煩醫師你嘍！雖然我們都覺得你比較像我們的朋友，根本不覺得你像醫師餒！」藍藍突然也和橙子同一陣線，開始調侃起我來。

「拜託，你必須非常努力，才能看起來毫不費力。我的專業就是讓你們感受不到我有在專業好嗎？」我嘴上講些玩笑話，但在心裡，默默為兩個女孩的堅韌友情小小感動著。

誰說社群媒體或是因病認識的朋友一定只有負面的影響呢？

在這個資訊時代，不過是認識人的場域與機緣改變罷了。**決定一段關係好與不好的，終究還是「人」本身呀。**

【兒心醫師想說】

先不評價孩子交友，而是陪著孩子一起討論

無論是注意力不足過動症的小孩，或是憂鬱的青少年，許多家長都認為讓孩子與其他病友互動是不好的。他們擔心孩子被「帶壞」，或是被影響情緒，便一味地強制孩子斬斷這些人際關係。

確實，同樣特質的孩子彼此互動，容易擦槍走火，或是顧影自憐。然而孩子們卻也常說，病友比較可以理解彼此的感受，相處起來比較自在。

我認為，強制去限制孩子與某些人交往或不和某些人交往，這都是比較極端的做法，也常常導致孩子的反彈。

比較可行的方式是，先不對孩子的交友做評價，而是陪著孩子去討論他和病友之間

的相處，有什麼吸引他的地方，又有哪些煩惱。從中去建立孩子對人際界線的掌握，讓孩子去判斷這段人際關係現在對他的影響是什麼。

孩子們經過陪伴、討論後，通常能從中吸取經驗成長，並且做出讓大人驚訝不已的成熟判斷。

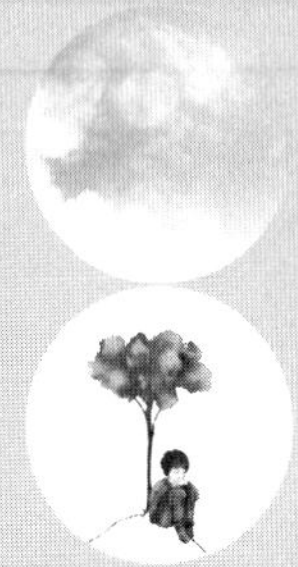

2 聽見彼此的內心話，重新連線

「停不下來的想法，讓我覺得好痛苦……」

——「是不是我太過擔心了，孩子才有強迫症？」

「我好擔心，我會不會有一天真的對媽媽做那些事。」政勳抱著頭，語氣痛苦地說著。

正要升高一的政勳是初診，媽媽陪著他來。母子倆一進診間，就有強烈的焦慮氣息伴隨而來。

「謝醫師，我要在裡面嗎？還是我先出去，讓政勳單獨跟你談比較好？」一進門，媽媽就以一．五倍速劈頭問我。

面對這個考古題，我有一貫的處理方式。

「政勳，你覺得呢？」我轉向孩子詢問，因為**孩子才是兒心診間內的主角**。

根據我的經驗，有些孩子不希望爸媽留在診間，覺得無法暢所欲言；然而也有些孩子正好相反，來看診已經讓他夠緊張了，這時候，特別希望有爸媽或是最親近的人在身邊陪伴，面對陌生的醫師，才能好好地說出心中的煩惱。

政勳的眼神閃爍，斜眼偷偷瞥著媽媽。

「那我先請媽媽出去好嗎？」見狀，我知道孩子難開口，便改用是非題詢問。

見他點了點頭，我以手勢請媽媽先離開。

離開時，媽媽十分謹慎地輕輕帶上了門，有點太過小心的那種力道。

「今天是什麼狀況來看診呢？」

政勳欲言又止，頭還是低低的。

我稍微等待一會，翻過手上的初診單，見到上頭勾選的項目，從最吸引我注意的地方開始詢問。

「你這裡勾『停不下來的想法』，是指什麼呢？」

政勳看起來在思考，而且顯然帶著痛苦。

良久，他才發聲：「我會有想傷害我爸媽的想法。」

「噢……這樣多久了呢？」

「暑假之後才開始的。」

「那大概有一個多月了。這一個多月來，你應該過得很辛苦吧。」我直覺到他的難受，便把這個情緒用言語說出來。

政勳點點頭。

「那是什麼樣的想法呢？是你自己的想法嗎？還是別人的想法跑進你的腦袋裡？」雖然這聽起來是個奇怪的問題，卻是鑑別「強迫症」或「思覺失調症」的重要提問。

政勳的眉頭皺得更緊，說：「是我自己的想法，但是我不想要這樣想……我好怕自己會真的這樣做。」

這是典型強迫症患者的回答。

強迫症最為人所知的症狀是像不斷洗手、檢查等，但也有少數強迫症患者有「不斷出現自己不想要的想法」這種「強迫思考」的症狀。有些人會不斷想到某些暴力畫面，而且非常恐懼自己會真的去做這些事。

政勳的強迫性思考是針對爸媽，也因此暑假在家時，只要看到爸媽，就讓他腦袋裡出現這些畫面，強烈的衝動，讓他越來越害怕失控。

「我只要看到他們的臉，就會一直想到自己暴打他們的畫面，真的好可怕。所以我拜託爸媽平常盡量不要出現在我面前。」

我想到剛剛媽媽躲躲閃閃的樣子，顯然也非常害怕政勳腦中的畫面。

「醫師，可不可以幫我不要再亂想了？我真的好累、好痛苦……」會談的最後，走投無路的政勳顫抖地問我。

///

換政勳媽媽進來後，她一開口又問了我一個很特別的問題。

「謝醫師，我想聊一些自己的事，這樣我需要掛號嗎？」媽媽急切地問。

等她下樓掛好號後，我才知道政勳媽媽名叫「美和」。

我不禁想著，美和是一個很有概念的媽媽。大部分的媽媽很少把自己的事情與孩子的事情分開，在孩子出生後，彷彿就沒有了自己的名字，而變成「某某媽媽」。而自己的問題也和孩子的問題綁在一起，很少有媽媽想擁有自己的名字、掛自己的號，看自己的醫生。

透過「掛號」，在我眼中，美和這個人突然立體了起來，而不再只是政勳媽媽這個身分。

「其實，我兩年前得了癌症。」美和娓娓道來。「但我沒讓政勳知道，因為只是一個小結節，我開刀完，確認沒有轉移，醫師也說定期追蹤就可以了。」

美和現在看上去的氣色是挺健康的，完全看不出曾罹患癌症。

「我們家只有政勳這個孩子，他從小就很會讀書、很乖，是超級聽話的孩子。我發病那時，覺得政勳還小，所以只含糊地跟他帶過。可後來想說割掉就沒事了，也沒什麼好講的。沒想到最近去做追蹤檢查，發現又長了一顆，連主治醫師都搖頭說，我的體質真的太容易長這些。」

「什麼？怎麼會這樣……」聽到這樣的發展，我也忍不住嘆口氣。

「外科說這種大小可以追蹤，擔心的話，要直接開刀割掉也可以。但我覺得這樣不是辦法。難道我就這樣長一顆、割一次？那是要開幾次？」美和的表情透露出深深的無力感。「而且我就是得上班賺錢，只要請假開刀，就會有一段時間沒收入。」

「可是這樣好嗎？不會一直提心吊膽的嗎？」我突然想起一件事。「那這次的狀況，政勳知道嗎？」

「上次都沒跟他說了，這一次，我更不知道要怎麼開口。」美和無奈地表示。「而且他那時正在考會考，我也不想讓他擔心。

「但政勳可能有感覺吧。以他的成績，本來應該可以上第一志願，考試時卻突然失常，只考到我們鄉下的高中。考完後，他自己應該也很不滿意，而我算是虎媽的類型，所以他又被我狠狠念了一頓。

「那時我的心情也不好，講話可能重了點。醫師，會不會是我給他的壓力太大，才害他變成這樣，說什麼想殺掉我們的事……」

美和的臉上滿是懊悔。

兩位都看過診後，政勳依照強迫症的醫療常規進行藥物治療。另外，我也開了一點點情緒緩和藥物給美和，畢竟因為擔心孩子，本來就焦慮的她，情緒簡直要滿到天花板了。

我請他們倆於一週後複診。

誰知道才過兩天，美和又急匆匆地帶著政勳來看診。

詢問後得知，原來是政勳的強迫性想法仍然起起伏伏。雖然他自述情緒已經比較緩和，不像之前那麼焦慮，但媽媽每天照三餐詢問：「還有沒有想打爸媽？」「有沒有想拿刀子？」若他照實回答還是有這些想法，美和聽了就焦慮得不得了。而看著媽媽搥胸頓足的政勳，腦中的強迫思考就越來越多……

「這樣下去不是辦法。媽媽，你得練習控制自己的行為，不然只會讓政勳更緊張，這對他不是好事喔。」我語重心長。「我知道你很擔心，但強迫症本來就是焦慮的一種。你讓他更焦慮，這些想法就更容易出現。」

「我在想，我能不能搬到阿姨家住一陣子？」政勳突然很小聲地提議。

「什麼?!可是媽媽看不到你會很擔心。」美和馬上高八度地質疑。

「你等一下，我們先聽政勳說說看為什麼他想搬去阿姨家，好嗎？」我打斷美和。

「因為……我現在都是看到爸媽，就一直想到那些畫面。我在想如果沒看到他們，腦中的畫面會不會就少一點？」政勳畏畏縮縮地解釋。

據美和說，政勳自從診斷出強迫症後，就一直上網查看相關的資訊。聰明的他，一定是自己想辦法想了很久。

我接著詢問：阿姨家距離他們家多遠，有誰可以幫忙提醒政勳服藥、確保他的安全等等。從回答聽起來，這是個很可行的方式。

政勳從小就常常泡在離家不遠的阿姨家裡，正值暑假，熟識的表哥、表姊剛好都在家，可以陪他聊天。

經過這些實際的討論之後，美和雖然情緒上仍百般不捨，但也同意，阿姨家是她比較放心讓兒子去「養病」的地方。

///

藥物慢慢發揮作用，加上到阿姨家「放風」，一週後，政勳的情況終於有了進步。

「那些想法現在減少了！剛剛媽媽來阿姨家載我，我也沒有之前那種害怕的感覺。」他清楚地表示。

「剛剛政勳總算可以正眼看我了。看到他這樣子，我就知道他有改善。」美和也欣慰地表示。

政勳結束看診後，剩下美和一個人在診間。

「看政勳這樣，你應該也比較不緊張了吧？」我問她。

「對呀，我現在總算吸得到氣了。他剛搬去阿姨家時，我每天一直傳訊息問他的表哥和表姊，他有沒有哪裡怪怪的。他們都跟我說他很正常。後來連我姊姊都看不下去，叫我不要再發瘋，說小孩在她那邊好好的，沒事都要被我問出病。」美和搔搔頭，有點不好意思地說出這段過程。

「你這麼緊張，我不是有開一顆抗焦慮藥給你預備著用嗎？」我提醒。

「有啊。但我一開始把心思全放在政勳身上，一直盯他要吃藥，結果自己的藥忘了吃。後來被我姊姊一罵，才想起你說的，我要把自己的焦慮控制好，才不會給小孩造成壓力。

「這段時間，我也想了很多。得癌症之後，我怕自己早死，留他一個小孩子不知道怎麼辦，就對他的表現吹毛求疵、好像要他趕快長大一樣。其實以他的年紀，他都已經做得很好了……」

美和潸然落淚。

「那天我問他在阿姨家過得好不好，他說很好，要我也保重自己身體。我當下就覺得，他真的已經長大了。」

「你們兩人都不是擔心自己，而是擔心對方呢。」

「是呀。那時我就突然醒悟，應該要好好面對自己的病，也要對小孩子解釋，而不是讓他什麼都搞不清楚，默默地替我擔心。」美和擦著眼淚說道：「我已經預約好胸腔外科的門診了，這次有了什麼結論，我也會跟政勳說清楚。讓他知道媽媽生病了，但媽媽會面對自己的病魔，他不用擔心。」

「他擔心媽媽是很正常的反應呀。但至少這樣**你們是一起面對，而不是各自悶著擔心，卻得假裝沒事。**」我補充。

不管是心魔或病魔，母子倆能夠分別正視自己的問題，而後一起肩並肩地面對，無論再大的難關，一定也能挺過。

下定決心的美和，離開診間時的步履似乎也比以往更穩健、有力。

【兒心醫師想說】

看見孩子心中，說不出口的擔憂

強迫症好發於青少年和成人早期。

一般大眾對於強迫症的印象，都是不停洗手、排列東西等常見症狀。但在青少年身上，偶爾也會出現如文中政勳這樣比較特殊的「強迫思考」。

強迫思考的內容五花八門，害怕髒汙、擔心災難，或是如文中的暴力、甚至是與性相關的一些思考內容，都可能發生。

這些想法不請自來，病人希望停下卻沒辦法。許多病人非常害怕強迫思考的內容會一不小心就成真，因而每日戰戰兢兢，在腦中進行一場拉鋸戰，整天下來，幾乎筋疲力盡。

目前，可以透過藥物和心理治療協助強迫症患者，雙管齊下的效果最佳。而面對如政動這樣有家庭議題的孩子，去協助思考及改變家庭現況，也可能對強迫症狀有所幫助。

有時孩子心中說不出口的擔憂或累積的情緒，會扭曲成這些看似奇特的症狀來藉以表達、宣洩。一步步地抽絲剝繭，看見問題的核心並處理，症狀才不會去而復來。

「如果可以，我也想快點好起來啊。」

——「可能我太想治好孩子的憂鬱症，給了她太大壓力。」

「醫師，我好矛盾。孩子得了憂鬱症，我到底應該對她嚴格一點，還是什麼事都要順著她？」

簡居步出診間後，爸爸心痛地對我提問。其實他的這個疑問，我已從憂鬱青少年的父母口中聽過許多次。

家有憂鬱青少年，父母的心情總是矛盾，既期盼著孩子快點從憂鬱中好起來，卻又擔心孩子的心如此晶瑩剔透，哪怕只是施加一點點壓力，便容易再次碎裂。

升上高二後，一開學，簡居就突然呼吸急促、恐慌發作，倒在校門口。爸爸慌亂地把她帶去醫院，醫師檢查後，確認身體沒有大礙，便建議她到身心科來就診。

爸爸對我娓娓道來：女兒念幼兒園時，他和前妻因個性不合而離婚，女兒跟著他，但他由於工作性質常需要出差，便把孩子託給爺爺奶奶照顧。

簡居從小乖巧、聽話，讀書、寫功課都自動自發，成績名列前茅，讓爸爸可以放心在外打拚事業。

「因為疫情的關係，這兩年，我總算比較有空待在家裡，」他敘述著這兩年家裡的變化。「這才發現我和孩子已經好久沒說話了，我連自己的女兒現在喜歡什麼都不太知道。所以在家見到她時，也只能問她最近考試怎樣，然後她就很簡短地回答，又躲回房間。」

氣質文靜的簡居身材高瘦，蒼白的臉頰微微內凹，有種長高太快，而體重跟不上的感覺。

「我也不知道為什麼，一進學校就覺得壓力很大，好像快要暈倒一樣。」她淡淡地敘述著，從臉上看不出什麼情緒變化。

「以前不會這樣嗎？」我詢問。

「以前……可能也會吧，只是沒有這麼嚴重。」她咬咬下唇，忍耐著什麼似的。

「最近有什麼壓力嗎？」我不放棄地追問，但她搖搖頭。

她否認最近有什麼「新的壓力」，倒是幽幽地說了句：「**我一直都自己面對所有事情，**如果這也算壓力，那可能是真的有壓力吧。」

我遵循恐慌症的治療指引讓簡居開始服藥。然而，她仍是一踏進校門就全身發抖，瀕臨昏厥。爸爸著急地帶著她四處求醫，但身體怎麼檢查都沒問題。每位醫師最後都說，他們懷疑簡居的發抖、昏厥是心理壓力造成。

最後因為她實在無法走進學校，便辦了休學，在家休養。

///

休學後，恐慌的狀況不再發生。但隨之明顯起來的是情緒低落，整天無精打采，什麼事都不想做，只能不斷滑手機。

情緒最憂鬱的時候，甚至還出現一些幻聽，不斷地對她訴說著輕生的想法。她也弄不清是自己真的想死，還是那個聲音要她去死。

簡居爸爸雖然事業有成，還是決定放下一切陪女兒。他試圖邀約女兒運動或是出門走走，但是她幾乎都興趣缺缺。

在活動量很少的狀態下，簡居的睡眠狀況也很差。

「你說半夜會醒來，睡不著。那睡不著時，你都在做什麼？」我問簡居。

「就滑手機，看看網拍。」她無精打采。

「噢？你都看什麼網拍啊？」我耳朵一張。

通常從一個人看的網拍內容，可以知道她最近對什麼感興趣。而對某件事物感興趣，往往就是改變現況的一絲契機。

「一些跟電腦組裝相關的。」

「是要升級家裡的電腦嗎？你會自己組裝喔？」

「為了打電動用的。因為之前的顯卡太爛，跑不動她喜歡的遊戲。」爸爸在旁邊補充。

「我最近才發現簡居在電腦方面很強。她現在想要做什麼，我都全力支持。所以她說要換顯卡，我們就一起研究、一起弄。」

「哇，爸爸你也懂這些喔？陪簡居一起弄這些也不錯啊。我們老人家厚，對於這些3C相關的東西，都要多跟年輕人學，可以增長新的電腦知識。」

雖然簡居仍沒有回話，但我眼角瞥見她聽到「老人家」時，嘴角上揚了一下。

簡居看診完，爸爸又特別留了下來。這陣子，他也出現焦慮和失眠的狀況，開始服藥看診。

「醫師，我真不知道我現在這樣做到底是對，還是不對。之前簡居的情緒極度憂鬱的時候，甚至跟我說她想去跳樓！所以我現在什麼都順著她。她要買什麼，我都盡量買給她。她不想上學，就休學。她一直打電動，我也沒限制她。」

爸爸焦慮不已。

「但我常常會想，這樣真的好嗎？阿公阿嬤都一直問我，簡居為什麼不去學校。也有很多人跟我說，我這樣太寵孩子，孩子就是要逼、要教。我都不限制她，會不會反而誤了她？」

我深吸一口氣，也深深感受到簡居爸爸身處的矛盾和為難。他必須扛住外界的質疑與壓力，用自己的身軀張開一把保護傘，守護著蒼白、脆弱的孩子；然而，對內，卻又得第一線面對孩子陰晴不定的情緒風暴。

這種夾在中間的難受，又豈能為外人道。

「簡居前陣子的憂鬱情緒和自殺意念太強，所以我們必須採取讓她好好休養的做法，先隔絕一切壓力。等她慢慢恢復過來，再漸進式地去增加她能面對的外界壓力。爸爸，你真的非常偉大，我很少看到家長能做到你這樣，在這種狀況下忍住自己的脾氣，不去苛責孩子的。」我鼓勵著爸爸。

「醫師，其實我一點都不偉大。過去那麼多年，我都沒有陪在她身邊。現在她變這樣，我常常都想是不是我造成的。她國小的時候，有時我在外地工作，她會打電話給我，說她心裡怕怕的，睡不著，因為阿公阿嬤不會哄她，她只能打電話給我。但有一次她打來時，我正在忙著重要的應酬，甚至還掛她電話……」爸爸彷彿被罪惡感淹沒似的，說到後來，眼眶微微泛紅。

過去無法陪伴的失落，現在又因罪惡感而拚命補償，讓父女倆之間的互動擺盪在兩個極端。而**這次憂鬱的發生，或許正是他們關係修復的一個過程。**

然而折磨人的是，這個過程卻可能是進一步，退兩步，極其牛步而漫長的。

隔了幾週再回診，簡居說自己又更憂鬱了。她遞過滿江紅的睡眠和情緒紀錄表，我思考著該如何調整藥物，才能讓她至少睡上好覺。

雖然她心情不佳，但這回很仔細地與我討論，她覺得哪顆藥有幫助、哪顆藥的副作用讓她如何不舒服。其實聽起來，至少這次她很努力地希望自己可以變好，也沒有再提及自殺意念。

但輪到爸爸看診時，他的抱怨彷彿決堤的洪水。

原來阿公阿嬤前一天終於忍不住，當面問簡居「什麼時候才要回去上學」。據說她聽了之後，臉色一沉，晚餐也沒吃，起身就回房間，直到今天晚上要回診，才寒著臉出來。這整整一天一夜，滴水未進。

「都跟他們說過了，還是硬要問！他們都沒想過這一問，我又不知道要安撫她多久嗎？」爸爸近乎崩潰。

「爸爸，你自己呢？這兩天，你有睡好嗎？」看著他痛苦又憤怒的表情，我擔心地問道。

「我本來有好一點，但昨天因為擔心簡居會做出什麼傻事，我一直徘徊在她房門前，整晚幾乎都沒睡，一直在聽裡面有沒有什麼動靜。」爸爸焦頭爛額的樣子，看起來疲憊不堪。

家中一旦有孩子生病，特別是像憂鬱這類需要長期抗戰的狀況，家長往往身心俱疲，整副心思都隨著孩子的病情起起伏伏。一不小心，自己很容易也被焦慮或憂鬱等情緒找上門。

「我有時候都覺得自己好矛盾，在外面時，很擔心孩子在家裡怎樣，但是又好不想回家看到她那麼痛苦的樣子，我看了，心情也很低落。有時候真的好想逃避看到她那樣，但又放不下……我都會忍不住想，她為什麼不能趕快好起來？」這個剛毅的大男人，雖然臉上還撐著苦笑，但話語中已經帶著微微的鼻音。

「爸爸，簡居的狀況不是一朝一夕造成的，而是過去累積很久的壓力，現在一次爆發出來。我們當然很希望她能很快好起來，這樣她也比較不會這麼不舒服。但是她要花多久時間，我們不知道。我建議**你要漸漸地把一部分重心放回自己的身上，說不定這樣子，孩子也比較不會一直有『必須趕快好起來』的壓力。**」我語重心長地向爸爸解釋。

聽完我的話，他陷入一陣長考。

其實不只是孩子，每種疾病的患者若需要長期治療，往往都不希望自己成為家人的負擔。**如果身邊的人一直透露出「希望你趕快康復」，反而會給患者帶來很大的壓力。**

「沒錯，她有時說我讓她覺得壓力大。可能我太想要她好起來，所以一直太用力地關心，反而讓她的壓力很大吧。」爸爸頓悟似的說。

「是呀。她的狀況比較好的時候，你可以出門和朋友聊聊，或是運動、做喜歡的事。你放鬆一下自己，回家也才比較有力氣繼續陪著孩子呀。」我建議爸爸。

「我好久沒去爬山了，突然好想念山裡的味道啊！」爸爸的臉色輕鬆一些，漾起一絲微笑。「醫師，我真的可以去嗎？」

「當然啊。現在的手機這麼方便，簡居有需要時，隨時可以找得到你的。」我也笑著回應。

我彷彿看見父女倆的關係，原來在極端遙遠到過分靠近之間擺盪，但如今總算朝「平衡位置」拉回了一點點。

雖然不知道需要多久的時間，可能是幾個月、也可能是幾年，才能讓他們重新找到舒適的相處模式。但陪著他們走過這一段，或許就是精神科醫師的職責所在吧。

【兒心醫師想說】

照顧憂鬱孩子的同時，父母也需要照顧自己

雖然大家常說憂鬱症就像感冒，吃藥、休息，終究會好起來。但事實上，這個說法需要加上一點修正：通常憂鬱症的病程不算短，需要好幾個月、甚至數年，是一場「漫長的感冒」。

父母就算只是陪伴生病數天的孩子，往往也是衣不解帶、心力交瘁，更何況長期陪伴、照顧憂鬱的孩子。

我在診間見到的父母，有的辭去工作，照顧孩子；有的自己也失眠、情緒低落，投注全副身心，只希望孩子趕快好起來。這些家長們個個讓人心疼不已。

心理疾病最弔詭的是，往往越希望患者趕快痊癒，卻越是適得其反。這些「期待」

造成的壓力，會讓病人的自責感加深，反而感到更大的壓力，陷入好不起來的循環裡。

在照顧憂鬱孩子的同時，父母也需要正視及照顧自己的身心狀況。把自己維持在相對夠好的狀態，當感到壓力過大時，適時地換手或喘息，去做能讓自己充電的事，才能持續提供良好品質的陪伴。

「渴望媽媽，但又害怕失去的痛苦。」

——「這孩子為什麼都不讓我靠近？」

小四的子維和維媽算是我門診的老病人。從子維小學一年級開始，維媽就不分晴雨地每個月都帶著他來我的門診，從沒有一次落下。自帶剛毅氣質的她每次都是下班後直接帶孩子來看診。

「這是子維最近的功課。」媽媽拿出子維的國語作業本。

上頭的筆跡十分工整，一筆一畫刻得用力，看得出是下了很大功夫寫成。我素知子維手部肌肉的協調性不佳，特別不愛寫字，所以看到這些作業時，不禁驚嘆。

「哇，這次寫得好漂亮！」我讚美道。「一定寫了很久吧！」

「媽媽陪我寫的，我邊寫邊玩，媽媽一直提醒提醒。」

子維可愛的地方就是從不遮掩，連自己不專心寫功課都統統說出來。

媽媽有點不好意思地說道：「這一頁大概寫了三個小時。」

「什麼?!三個小時！」我看著彷彿稻田般整齊的作業，最多也不到五十個字吧，這樣真的太辛苦了。

「媽媽，作業真的寫得很漂亮，但是你們會不會花太多時間寫作業啦？這樣他沒有寫到不開心或生氣嗎？」我擔心地問。子維因為注意力不足過動症合併亞斯特質，十分固執又容易分心。

維媽聽我這樣講，笑著娓娓道來，她是用「大富翁」的方法陪子維寫功課，只要寫對一個字，就可以丟一次大富翁的骰子，數學題算對，還可以從銀行得到獎金。因此子維玩得很開心，寫得也很開心。雖然整體花了很多時間，但總算不是寫到母子翻臉。

「謝醫師不是常說我們要想辦法讓孩子不討厭寫作業嗎？剛好子維最近迷上大富翁，我就想說結合遊戲和功課試試看。」

我給一個教養概念，維媽不但能吸收，甚至激盪出更厲害的火花，就像給了同樣的食材，厲害的大廚總是可以變化出不同的誘人菜色。我很享受與他們母子倆的教養討論。

然而我沒想到，這樣充滿創意與彈性的維媽，其實一直埋藏著更大的苦惱。

///

有天看診時，診間外斷續傳來爭執聲，其中一個稚嫩的聲音聽起來好熟悉。我心想不知是哪位病人，接著按鈴叫入一名初診，卻是維媽陪著一個大男生進來。

「謝醫師，不好意思，今天是哥哥要麻煩你。」維媽有點緊張地推著大男生坐下，他臉上帶著桀驁不馴的表情。

我錯愕地望著維媽，又看看這位小帥哥，長相英俊的他帶著些江湖氣息。

「他是……子維的表哥嗎？」我從沒聽說過子維有哥哥，而且他已經二十幾歲，與子維的年紀落差相當大。另外，他們兩人的姓氏也不一樣。

「不是，是親哥哥。」維媽帶著窘迫地說道。

我看見大男孩翻了個白眼，開始摳著手臂上的刺青。

「呃……所以哥哥今天是什麼原因過來呢？」我試圖把看診導回常軌，即便仍丈二金剛摸不著頭腦。

「他睡不著——」

正當維媽這樣說，大男孩突然一個不悅，砰地拍了下桌子站起來。

「我就說我沒問題了，你幹麼硬要我來看病！我又不是陳子維那個神經病！」

他殺氣騰騰地說完，立馬轉頭走出診間，留下滿室錯愕。

望著他離開，維媽嘆了一大口氣，把臉埋進雙手之中。

「醫師，不好意思，我這個大兒子的脾氣比較暴躁，是我硬拉他來的。他剛剛在外頭就已經和弟弟吵了一架。」她悶悶地說：「真的很抱歉。」

「沒關係啦，這在我們科很常見，他只是還沒準備好。」我安慰她。

「醫師，既然今天都來了，可以換我掛號嗎？我想跟你聊聊我這個大兒子的事，最近他真的讓我很煩惱。」維媽突然抬起頭說。

退掛了奪門而出的大兒子，維媽掛了號，自己進來和我談。子維最近迷上偵探小說，在外面看書看得正沉醉。

「我會把他生下來，是因為他阿嬤說要養。」維媽神情恍惚，掉入時光隧道似的，故事拉回到二十幾年前——

///

當年她是十八歲的大學生，在台北讀書，和年輕的男友懷上了這個孩子。孩子的爸是個小混混，後來替大哥頂罪去蹲苦牢，孩子基本上都是阿嬤在照顧，但阿嬤忙於工作，時常把孩子留在家裡，請鄰居幫忙看顧。維媽半工半讀，一有時間就抽空去看孩子，不時拿點錢貼補阿嬤。

大學畢業後，她想回南部工作，但阿嬤不願意讓她把孩子帶回南部，她只好獨自一人回鄉展開新生活。

哥哥小五的時候，有天老師突然打電話給她，說小孩在學校打架，手腳都受傷了，但怎麼打電話都聯絡不到阿嬤。事態緊急，她馬上向公司請假，跳上車就趕回台北，帶孩子看醫生。

這次事件，讓她決心把孩子接到身邊。當時她與現在的先生即將結婚，與未婚夫討論確定後，再度向阿嬤提出要求。阿嬤也感到年事已高，無力再照顧孩子，加上孩子的爸再度入獄，因此阿嬤終於首肯。

先生把孩子視如己出，兩人都很疼孩子。但他在學校出現偷竊、打同學、嗆老師等各種大大小小的事件，夫妻倆於是決定重新樹立規範，嚴加管教。

半年後的某天，他竟然自己搭火車回台北找阿嬤。他跟阿嬤說，他受不了被管，在台北比較自由。

有了這次經驗，維媽感受到自己雖然渴望一家人團聚，但孩子已經長大，有了自己的想法。再加上這時她懷了子維，哥哥知道這個消息後，似乎賭氣似的，和媽媽的聯絡更少了。

哥哥高中時，阿嬤過世，孩子的爸爸再次不知去向。維媽問他要不要跟她一起住，但他說不要，表示有朋友會罩他。

維媽心痛地猜測兒子應該是加入了幫派，卻無計可施。

後來，有位「大哥」洗心革面，開飲料店，要他去幫忙，他自稱是「金盆洗手」。隨著飲料店拓點，哥哥回到南部，穿著人模人樣地勤奮顧店，還常常送飲料到媽媽的公司請大家喝，頗有榮耀返鄉的味道。維媽十分欣慰，覺得孩子終於長大了。

誰知道沒幾個月，飲料店突然倒掉，哥哥瞬間又失去工作。維媽乘機把孩子接回家裡住，靠人脈幫他找了一份打工。但他很消沉，不去上班，每天在家和弟弟吵架，出門就跟朋友混到半夜。

「我真的拿他沒辦法，才想說不然帶他來看醫生好了。看看你能不能和他聊一聊，知道他到底在想什麼。」媽媽無力地對我說。

///

聽完整個故事，我也跟著嘆了口氣。這對辛苦的母子之間，又豈止是矛盾的糾結可以形容。

我突然明白為什麼維媽總給人一種「再怎麼辛苦都無所謂」的氣勢，因為她的人生真的經歷過太多了啊。

然而我也想，在哥哥眼中，看著媽媽現在如此努力地陪伴弟弟成長，他的心裡會有多麼不是滋味。

只是對維媽來說，當初的選擇又是如此不得已。

「他對你的心情應該很矛盾。聽起來，他回南部時是開心的，他應該也很想靠近你，只是希望自己是成功的樣貌回到媽媽身邊。結果現在又失敗了，他大概也覺得面子掛不住吧。」

聽了我的話，維媽似乎百感交集，眼淚緩緩滑落。

「其實我也覺得好虧欠他，很想好好彌補他，但是他又不讓我靠近，不喜歡我管他。我只希望他能乖乖的，找份穩定的工作或再去讀書，也不用非得要事業多成功啊。」維媽泣不成聲。

「我猜他看到你照顧弟弟，應該會很嫉妒的。他嘴上雖然沒說，其實應該很希望自己以前能被你這樣好好照顧吧。可是看到你，氣憤又湧上來，氣你沒有照顧他，所以他才會看子維不順眼。」我推測著哥哥的心情。

「那孩子真的會這樣想嗎？他真的需要我照顧嗎？可是他以前都不要我去台北看他……」維媽迷惘地說道。

我說：「他應該是**渴望你照顧，但又怕失去時的痛苦。**」這是許多「矛盾型依附」孩子的心聲。

我不禁想起以前學過的「依附理論」[1]，其中如果是屬於「矛盾型依附」的小孩，當主要照顧者離開時，小孩會非常沮喪；當照顧者回到身旁時，小孩又變得很矛盾——明明想與照顧者保持親近，卻充滿憤怒，當照顧者開始注意他時，反而想要反抗。

我向維媽解釋，混亂的童年可能會形塑這樣的性格，以及矛盾的依附關係。這需要很長時間的修復。不是她做得不好，也不是孩子故意要這樣的。

維媽收起眼淚，點點頭，表示自己會再想一想怎麼與大兒子相處。

1「依附理論」（Attachment Theory）由英國心理學家約翰・鮑比（John Bowlby）提出，瑪麗・安斯沃斯（Mary Dinsmore Ainsworth）再加以分成數種依附類型，包含安全型依附和不安全型依附，不安全型又可分成：抗拒型、逃避型與矛盾混亂型。

門診結束後，我對那位「開飲料店的大哥」產生興趣，想知道是什麼樣的人可以讓子維的哥哥這麼傾慕，甚至讓他有努力工作的想法。我想，也許可以從中窺見孩子憧憬的是什麼樣的生活樣貌。

Google 告訴我，這位大哥現在是個網紅。父母在他小時候離異，而後媽媽為了他的叛逆行為，到處求神問卜。他因故入獄後，在獄中，曾寫信向媽媽懺悔。後來，浪子回頭的他做起生意，發了大財，儘管仍風波不斷，但他一直與媽媽分享著新生活，在他的網路直播中，常常看見媽媽的身影。

看到這裡，我似乎有些明白了。或許對子維的哥哥來說，他從沒有放棄過與媽媽破鏡重圓的想法，但他很希望自己是以風光的樣貌回到媽媽身邊。或許在他心裡，這樣的自己才有資格被媽媽好好愛著、照顧著。

關上視窗，想著下次門診要和維媽分享這個小小發現，希望能幫她多理解孩子，哪怕一點點也好。

【兒心醫師想說】

只要有開始，就能抱著期待

很多家長會說：「孩子好像很沒有安全感，我一離開，他就哭。」其實所謂的「安全感」，就是指安全的依附關係。這些依附關係在童年時期就發展出來，通常經由親子互動而養成依附的各種型態。

孩子如同一株剛冒頭的新芽，必須定時澆水（澆灌安全感），才能均勻地好好長大。如果是有時澆水、有時不澆，這株新芽的根莖就可能呈現一段一段顏色不均，甚至在長得更高時，變得脆弱易折。

這也就是為何許多青少年遇到一些人際上的困擾時，會變得如此敏感、易怒，甚至憂鬱難抑。

所幸即便是已然長高的纖細枝椏，身邊如果能有良好而穩定的支持和陪伴，還是可以如同樹木旁邊的輔助支架一般，協助他站穩腳步，甚至是重新長出如同強壯樹根般的安全感。

這個過程並不容易，然而只要有了開始，我們就能抱著期待：每個人心中的「小孩」終有長成獨立大樹的一天。

「我的人生是不是一個錯誤？」

——「不管你是什麼樣子，媽媽都一樣愛你。」

「我是已經不想活了啦。」重道表示。「但是想到還沒看過我最愛的韓團演唱會，實在很遺憾，在那之前，只好先不要死。」

重道是一個纖細的男孩子，手、腳都特別瘦長，臉龐乾淨、白皙，一顆痘痘都沒有。留著非常普通的髮型，不長也不短的長度，簡直像是希望大家不要記得他。

高中二年級的他悶悶不樂，顯然對學校很不適應。

「以前國中時男女合校，我其實都跟女生比較好。那時候班上還有些同學開我玩笑，說我和哪個女生在一起之類的。但其實我跟那些女生心裡都清楚，」重道嚥了下口水。

「我們是閨密啊。」

「啊，是閨密啊。」我回應說。

雖然重道的中性氣質顯而易見，但多年以來，我知道這種第一眼的直覺判斷偶爾會出錯，如果太武斷，很容易讓對方感到不舒服。因此我練習**不對人太快下判斷，而是先把觀察收在心裡，等待驗證或修正。**

即便他說了「閨密」，其實我還是不知道他的確切性別認同（心理上認為自己是男生、女生或其他）與取向（喜歡男生、女生或其他）。

重道繼續說著他的困擾。

「現在班上都是男生，幾乎都是超級直男的那種。我實在不知道怎麼跟他們當朋友。他們的話題，我都不感興趣，什麼哪個補習班的女生胸部比較大，還有很多更過分的話題，我聽了都很不舒服。」

「那你聽到這些的時候，都怎麼辦？」

「我怕被排擠，所以只能假裝感興趣地和他們討論。但裝了一年多，到現在高二，我真的有點裝不來了。」他的語氣中有種壓抑的痛苦。

「班上都沒有比較不直男的同學嗎？」

「也是有，還有比我更娘的。但他被排擠得很慘，我根本不敢和他說話。班上同學罵他娘娘腔，只要他去廁所，其他男生都會故意大呼小叫地逃開，說『死 gay 不要偷看我』之類的。」

我和重道同時嘆了口氣。

「其實我越來越不喜歡我的身體，不喜歡自己的喉結、毛髮，還有……你知道的，第二性徵。我也很想把頭髮留長，有時候滑著手機，我會想像自己穿某件洋裝，或是化妝的樣子。可是被推播女裝和彩妝的訊息，又很害怕被別人看到，下意識就趕快隱藏。但演算法很厲害，就算我隱藏了，它還是會自己一直跑出來，甚至還跑出手術、荷爾蒙那些的……」

「聽起來你不太想要男生的身體，那這些方法，你有想過要用嗎？」

「其實我也很矛盾。我很怕痛，也害怕藥物的副作用。我覺得我對想當女生沒有強烈到要去動手術。當然，現實也不允許，我爸媽根本都不知道這些事情，他們也不可能接受。」

／／／

重道的矛盾狀態，在青少年的性別不安族群中並不少見。性別認同對某些人來說是一輩子的議題，有些人很確定自己想成為另一種生理性別，但也有不少人在中間徘徊、猶豫，只覺得現狀不舒服，但又沒有肯定的答案。

而兒心科醫師的工作，也就是陪著他們摸索這些，畢竟**這是他們自己的人生課題，沒有人可以幫忙寫上標準答案。**

//

「所以你完全沒有透露給爸媽知道過嗎？」

「我有試探過我媽，但她好像完全搞不清楚狀況。她連同性戀都不想了解，更不要說跨性別，那對她來說可能真的太複雜了。」重道失望地說著。

「聽起來，你有上一些相關的社群去了解這些。有認識一些圈內的朋友嗎？」

對多元性別來說，在可以坦然面對家人前，同儕的支持常常是這個階段最有力的陪伴。

「有。但是上面有很多人已經出社會了，有點聊不起來。他們有聚會，但是我真的不敢去，心裡還是覺得怪怪的，也很怕被發現。反而是我國中的閨密很支持我，她們都說這又沒什麼。」

「有這樣的朋友真的很好欸。」終於聽到有支持的聲音，我鬆了一口氣。

「但每次假日和她們聚會完，星期一回到學校，又是無止境的偽裝。醫師，我真的沒力氣了，我會一直想，我的人生是不是一個錯誤，需要砍掉重練？」重道扯著一絲嘲諷的微笑對我說，看得令人心痛。

／／／

重道的母親進來診間時，臉上滿是憂心。

「醫師，重道都跟你說了些什麼？是不是學校的功課壓力太大？」她急迫地詢問。

「媽媽，就你的觀察，重道是一個怎麼樣的孩子呢？」我想了解媽媽對重道的理解到什麼程度。

「我們家算比較傳統，他是家裡的長子，也是家族的長孫。我想他的壓力應該很大，但是他一直都做得很好，國中讀資優班，成績也都很前面，考上了第一志願。但是上高中之後，他好像越來越悶悶不樂……」重道媽媽仔細想了想後回答。

「聽起來，重道一直都很乖，也很貼心？」

「對，他很貼心，每次聽我說過想要什麼東西，他都會記得。有時候我都覺得他太貼心了，像個女孩子似的。他比他妹妹還細心，也很敏感。」媽媽的表情變得有點古怪，「醫師，我們家重道會不會性向有問題？」

「媽媽，現在已經沒有人在說性向有問題了啦。」我糾正。「你有擔心什麼嗎？」

「他從小就都跟女生一起玩，到國中也是這樣。我都以為他女人緣很好，還擔心過他會不會偷偷交女朋友。但是現在想起來，他喜歡的東西好像都不是一般男孩子喜歡的，什麼運動、電動，他一概沒興趣。反而比較喜歡追韓國女團、時尚那些……」

媽媽越說，眉頭越緊，音量也越來越微弱，彷彿說出口的是天大的禁忌。

「那他這樣，你會擔心嗎？」

「我不知道如果有一天他對我說他喜歡男生，我到底該怎麼面對？不能跟他爸爸說，爸爸一定會把他趕出家門。可能只有我能聽他講，但是我真的不知道自己能不能接受……」

媽媽的表情苦到不能再苦，但話中仍聽得出她想保護孩子，沒有想像中的激烈反對。

「媽媽，比起這些，其實我比較擔心重道現在的情緒問題。他有憂鬱的狀況，我們可能要投藥處理。」試探過後，我向媽媽解釋目前預計的治療方針。

聽到重道的憂鬱狀況，媽媽眉頭緊皺，生怕一不小心就失去這個孩子似的。

「醫師，治療憂鬱的部分就交給你了。」她語重心長地囑託：「還有，重道如果談到家裡有讓他感到一些壓力，我想麻煩你告訴他，**不管他是什麼樣子，媽媽我都一定是愛他的。**」

「媽媽，我想這些話，你可以試著自己對他說，一定會比我轉述的意義更大。」我笑著說。

///

幾個月後，重道的憂鬱情緒漸漸改善，來門診時也開始有說有笑起來。

「最近我最愛的韓團要來台灣開演唱會欸！」重道的頭髮稍微留長些，還化了點淡妝，看上去更有中性魅力。

「真的啊！你要去嗎？」我想起幾個月前他說因為還沒看過韓團演唱會，所以不能死。

「要喔，我已經搶到兩張票了，只是我的閨密都不能陪我去。」

「啊，那怎麼辦？」

「只好問問我媽了。」他神來一筆，讓我感到十分驚喜。

「噢？媽媽也變成你的閨密啦？」

「她最近好像有點不一樣，會主動和我聊韓團的事情，還會跟我討論化妝。雖然有點彆扭啦，但是我覺得她好像有試圖要了解我。就帶她去看場演場會吧，票那麼難搶，算她賺到，哈哈哈！」重道瞇起眼角笑著說。

其實媽媽不但很認真地了解孩子喜歡的韓團，當他化妝、留長髮而被親戚詢問時，還幫著他說話，維護他。

「我還是沒辦法跟他說肉麻的話，但**我要用行動讓他知道，不管我兒子是什麼模樣，都有我陪著他、挺他就對了。**」

重道媽媽豁出去似的說道，臉上有種母親特有的堅強，看上去實在很帥氣。

「其實了解之後，覺得現在的韓團真的很厲害，他們的舞蹈和歌唱都是世界一流的，又長得好看，難怪年輕人都那麼喜歡。」

看著也對追星有點興奮的重道媽媽，我想這場演唱會，對重道來說已經不再是一個終點，而是他們「閨密母子」的另一個起點吧。

【兒心醫師想說】

成為孩子心中，可靠的大人

性別認同是一條漫長而孤獨的旅程。

許多孩子從青少年時期開始，對自己的身體和心理有了疑問：「我到底是男生，還是女生？」「我喜歡的是男生，還是女生？」

這些對一般人來說簡單、明確的問題，在LGBTQ青少年身上，卻是一個可能需要花上數年、甚至數十年才能找到的答案（LGBTQ指多元性別族群。L：Lesbian，女同性戀者；G：Gay，男同性戀者；B：Bisexual，雙性戀者；T：Transgender，跨性別者；Q：Queer or Question，稱為「酷兒」）。

幸而近年來隨著時代進步，在診間看到接受孩子是LGBTQ的爸媽已經從稀有動物，到越來越常見，而這對ＬＧＢＴＱ孩子的心理健康也有著絕對正面的影響。

別忘了除了性別議題外，這些孩子也像其他同儕一樣面對著課業升學、人際互動等壓力。在孩子努力生活，還要同時摸索性別認同和性取向時，有爸媽替孩子撐起大傘，孩子才得以在歧視的烈日、情感的大雨中，得到一方庇護和溫暖。孩子和爸媽之間的距離，也能因著共同的話題而更加親密地靠近。

「贏球是我唯一能讓爸爸驕傲的事。」

——「無論贏或輸，你都是我最棒的孩子！」

高職一年級的小海愁眉苦臉地走進診間，穿著輕便運動服的他，肩上背著一個長型的巨大包包。

爸爸陪著他進來，也是同款的運動風，身著綠色排汗衫，上面印著「某某羽球隊」的字樣，看來父子倆都有運動的習慣。

「小海今天來，是哪裡不舒服呢？」見兩人坐定，我便開口詢問。

「我覺得我好像有投球失憶症。」小海緊張地說。

我愣了一下。

「咦？」

這下子可糗大了，因為「投球失憶症」這個名詞，我可是第一次在診間聽到，它也並不是精神醫學上正式的診斷。

總之，先問問小海有什麼症狀再說。

「你有什麼症狀呢？」

「醫師，是這樣的，我從小一開始就打羽球，也加入了社區的羽球社團，每個禮拜都練習。最近比賽快到了，可能是有點緊張吧，每次練習的時候，我只要做發球的動作，手臂這邊的肌肉就會突然僵硬，」小海比手畫腳地按著自己的上臂肌肉，試圖說明他的問題，「然後球就發不出去。但是一旦開始打球了，一切就又恢復正常。」

「醫師，小海有帶球拍來，可以在這裡示範給你看嗎？」爸爸打斷談話，打開了小海帶來的長型包包，原來裡面裝的是羽球拍。

「你們好用心喔！當然可以，不要打破落地窗就好。」我笑著道。心想這對父子還特別帶了球拍來看診，對羽球的熱愛可見一斑。

小海站起身，從包包裡拿出羽毛球和球拍，熟練地一手持球、一手持拍，在胸前做出發球的動作。

「就是這時候，這邊的肌肉會突然沒感覺，球就發不出去，或是勉強發出去卻過不了網。」孩子一邊做動作，爸爸一邊指著他身上的肌肉解說。瞬間我好像在上體育課或解剖課。

動作示範結束，父子倆坐下來，我繼續詢問其他的症狀表現。

「會僵硬的狀況多久了？」

「大概兩個多月了。那時候剛好宣布三個月後要比賽，我還很興奮這次社團的大比賽，我終於可以上場，沒想到現在這樣……」小海懊惱地說。

「這孩子從小學就開始跟著我去我們社團打球。他不算特別有天分，但是很愛打，每次練習都一定會到，社團隊員們也都很喜歡他。我本身也很愛打球，我們兩個有時候就算不是球隊練習的日子，也會去打。」爸爸補充說明。「其實我也是鼓勵他，上場不用壓力這麼大，大家只是打開心、打健康的——」

「可是我就是想上場，就是想贏！」小海突然倔強地說道。

我們都被小海突如其來的強硬語氣嚇了一跳。爸爸沉默一會後，開始解釋他心裡對小海的想法。

「醫師，我這個小孩就是這樣。他從小就很乖、很聽話，不是特別會讀書，也沒什麼特殊專長。啊我這個做爸爸的，自己也不太會讀書，只是開個水電行，所以我也不會特別要求他的成績，想說他讀高職，未來有個一技之長就好。可他對其他的事情都很隨和，就是打球很不服輸，一心想要贏。」

爸爸看著兒子，眼中滿是疼惜。

///

投球失憶症，又稱「易普症」（YIPS）。雖然叫「投球失憶症」，但這個現象不只會發生在棒球選手身上，它泛指運動選手在比賽關鍵時刻，突然出現肌肉顫抖、僵硬或抽搐等症狀，以至於影響比賽表現。文獻顯示，易普症與社會壓力、選手本身的焦慮及完美主義的人格傾向有關。

小海雖然不是職業選手，但練球十年，終於得到上場機會，他內在又是不服輸的個性，確實是易普症發生的高危險群。

///

「我只是想把球打好嘛。」小海嘟囔著。

「這次突然這樣，他本來也沒告訴我。是我覺得奇怪，怎麼突然球都發不出去……但是我們隊上也沒人知道是怎麼回事，要怎麼辦。」爸爸接著說。

「我試過回家熱敷、拉筋，想說能不能不要那麼僵硬。也有更加強練習發球，但是就是很奇怪，練習的時候都沒問題，一上場就發不出去。」

小海顯得很沮喪。

「我越來越著急，上網搜尋好久，才看到這個投球失憶症，感覺跟我的狀況很像。也不知道看醫生有沒有用，網路上也沒說該看哪一科，就想說來碰碰運氣。」

「原來如此，看起來，這次比賽對你來說真的很重要。雖然我也不是很有把握，但還是可以試著幫忙你看看。」我對小海說。

雖然沒有治療易普症的經驗，不過我想到有點類似的症狀：「社交焦慮症」。有一些人在上台演講時，會突然全身僵硬、結巴說不出話。這也是因為對特定場合過於緊張的關係。

臨床上可以藥物緩解個案的焦慮，或以諮商的方式進行心理治療，漸進式地使焦慮度下降。症狀嚴重的個案，甚至需要兩者並行。

「小海的情況應該是對比賽太過在意，所以當精神都凝聚在發球那一刻時，反而太過興奮和緊張，讓肌肉不自覺地僵硬起來。」

我稍微整理一下腦中的想法，試著對他們說明。

「以你下個月就要比賽的情況來看，藥物應該是最快可以讓你放鬆的方式。平常若不焦慮，比賽前吃就可以了。最近如果你們有練習賽，就可以試試看。然後，試著不要把所有想法都集中在比賽上面，也要稍微做點別的事。」

「所以是……反而不能過度練習的意思？」小海疑惑。

「是啊。試試看轉移一下注意力，追追劇、打打電動都好，不要滿腦子都想著比賽。」

「醫師，你怎麼知道？他最近就是開口閉口都是比賽！」爸爸忍不住吐槽，小海吐了吐舌頭。

//

過了兩週，小海開心地回診。

「醫師，我球現在都發得出去了欸！雖然還是有點僵硬，不過已經比之前好太多了。」他漾著笑容，動著手臂說道：「吃藥真的有比較不緊張，但最近我也有試著不吃，手臂好像也比之前正常多了。」

「太好了，這就是稍微借助藥物，讓手臂重新找回放鬆的感覺。」我回應。「那你自己呢？你自己有沒有對比賽放鬆一點？」

「哈哈哈，有啦有啦！我現在不敢練太多，就是每週去社團練習兩次而已。爸爸說以前我每天都纏著他說要打球，他都快被我搞瘋了。」小海不好意思地說。

原來從小海有記憶開始，爸爸一直都很忙，每天不是在顧店，就是出去幫客人修水電。和爸爸一起打羽球時，就是小海最開心的父子時光。如果他偶爾贏了比賽，爸爸就會得意地對球友稱讚兒子很乖，也很認真練球——這些，小海都看在眼裡，記在心裡。

「畢竟我也沒別的什麼值得他炫耀，成績不怎麼樣，長得也普普通通，贏球好像是我唯一可以讓爸爸驕傲的事情。」他小聲地說道。

「你有跟爸爸說過這些體悟嗎？」趁著爸爸剛好離開去廁所，我問小海。

「還沒欸，我不知道他想不想聽這些。」他猶豫地說道。

「我想，如果你跟爸爸說這些的話，他又多了一件可以炫耀的事情了。」

「什麼？」

「他有一個超愛他、超在意他的兒子呀，是不是超值得炫耀的！」我眨眨眼說。

小海裝出噁心的表情，然後我們都笑了。

小海爸爸從廁所回來，聽了兒子結結巴巴的「告白」後，憨厚的他搔搔頭，竟然有點臉紅。

「你這個憨囝仔，爸爸只是喜歡和你一起打球，你是贏是輸，我都一樣得意餒！你都不知道社團的那些叔叔伯伯有多羨慕我，說我兒子竟然願意一直陪老爸打球，我……我已經夠滿足了啦！你就是我最棒的兒子啦！」

聽到平常是個粗人的爸爸結巴著彆扭地說出這些，小海一臉噁心地吐著舌頭扭來扭去，嘴角卻不禁偷偷上揚著。

我看著這對可愛的父子，心頭也跟著暖暖的。

／／／

其實一開始我也很納悶，小海明明不是職業選手，竟然也會出現易普症。然而仔細了解，就知道**對他來講，羽球不只是一項運動，更是他與爸爸共度的寶貴時光**，也就不難想像他為何會對羽球如此執著。

明白了羽球比賽背後的真實意義，相信他們父子可以更靠近彼此，小海也就不會那麼執著於比賽的勝負了吧。

【兒心醫師想說】

失敗不會是世界末日

很多人認為事情做不好，是因為不夠努力，卻忽略有時候「過度努力」也會造成反效果。完美主義的個性是雙面刃，能讓人成就非凡，然而，卻也會造成個體自身無止境的焦慮和壓力。

易普症往往是來自於過度練習與在意勝負；社交焦慮是因為太在意自己的社交表現；強迫症狀中的反覆檢查是因為害怕出錯——這些焦慮症狀，都與「過度在意自己的表現」有關。在這些症狀發生時，過度努力沒有帶來好的成果，反而讓人停滯不前，甚至不進反退。

當這些焦慮症狀發生時，其實是在提醒我們停下腳步，看看自己是不是努力過頭了。一旦找到了自己為何如此在意表現的原因，往往就會像小海一樣，發現其實失敗也不會是世界末日。心態適度放鬆後，反而能有更好的實力展現。

「爸媽只在乎我能不能上頂大。」

——「以後你會感激我這樣要求你的！」

陽樹第一次走進診間時，窗戶正灑進上午的飽滿陽光。頂著寸頭的高三大男孩，黑色運動風包包斜背在身上，美式T恤搭著白色籃球鞋，脖子上街頭風的銀色項鍊反射著亮光。他主訴「睡不著」。定睛一看，明明是陽光的大男孩，表情卻帶著些許疲憊，還有著深深的黑眼圈。

「睡不著多久了呢？」我詢問。

「從七月六號過後。」陽樹清楚地說出時間點，通常這暗示著這個日子可能發生了特定事件，影響到他的情緒和睡眠。

「那天有發生什麼事嗎？」

「七月六號我去剪頭髮，剪成這樣。」陽樹以手指比了個「剪刀」，在耳邊喀嚓一下。

「我很生氣，因為是教官叫我剪的。」

現在高中已經沒有髮禁，照理來說，學生留什麼髮型應該都是可以的。然而就我所看到的，還是有許多家長或傳統校方人員認定學生就該有學生的樣子，因而給留特殊髮型的孩子一些壓力。

陽樹就是其中一位，據他所說，他花了大半年，好不容易撐過了過渡期，把頭髮留長，紮了個小馬尾，同學也都說很好看。但學校教官就是看他不順眼，時常找他麻煩。

「我其實很喜歡研究穿搭，有時候在一些小地方，我會有自己的堅持。教官先是挑剔我的穿著品味，從粉紅色襪子到書包上的彩虹徽章都有意見，最後直接不演了，罵我留長髮是娘娘腔，不男不女。」陽樹忿忿地說道：「明明我根本比他 man 多了好嗎?!」

濃眉大眼的陽樹，現在頭髮短得像剛修剪過的草皮，刺刺的。可以想像他留長髮時，應該也是很有味道的帥哥。

「那天，他又當眾罵我頭髮留那麼長是不是要搞gay，我一怒之下，就跟設計師說：『給我剪最短、最man的髮型！』剪完頭髮之後，教官閉嘴了，我卻越來越氣，一直覺得胸口快爆炸了。我覺得自己好像失去了很重要的什麼，腦中轉來轉去都是想對教官大吼的聲音，連晚上睡覺都聽得到心跳的怦怦聲。」

「教官這樣的做法，爸爸媽媽沒有抗議嗎？」

「我爸在外地工作，我媽其實也不喜歡我留長髮，教官這樣逼我剪短，她搞不好開心得要命吧。」

陽樹的眼神黯淡下來，變得十分消沉。

我請原本在外等候的陽樹媽媽進來。

「醫師，我真的不明白，不過就是剪個頭髮，他有必要反應這麼大嗎？搞到還要來看精神科？」她一臉不屑地表示。

「媽，我已經一個多禮拜沒睡了，這樣還不夠嚴重嗎？」陽樹鬱鬱地說。

「好啦好啦，不是也帶你來了嗎？今天還請假……你今天不是還有物理小考嗎？」

「考試考試考試，你就只在意考試……」陽樹小聲嘟囔著，媽媽卻沒聽見。

看診的最後，我好說歹說，才說服媽媽同意讓陽樹服一點低劑量的放鬆藥物，至少讓他可以先好好睡覺。畢竟他的黑眼圈都出來了，下週還有模擬考，一直睡不著，他自己也很焦慮。

第二次回診時，陽樹看上去精神好多了。他笑著說服了藥之後，睡眠改善，好像也沒那麼生氣了。我拉長了回診時間，請他繼續服藥追蹤，便結束複診。

///

到了下次約診的時間，陽樹沒出現。一個月後，他才姍姍來遲。

他一個人先進來，頭髮長長了一些，神情又回到疲憊不堪。

「上次回診之後，媽媽很不開心，說你只會開藥給我吃，就不讓我回來了，也不准我再吃藥。可是我還是睡不著，越睡不著，我就越焦慮。因為每天都要考試，我睡不好，考試就常常粗心犯錯，然後只要考不好回家，媽媽就會一直念我沒用，『這樣怎麼上好學校』、『以後怎麼像爸爸一樣出人頭地、賺大錢』……聽到我都會背了。」

陽樹揉著太陽穴，痛苦地表示。

看著才十七歲的他，寬闊的肩膀彷彿要被沉重不堪的升學重擔壓垮，實在令人感到不忍。

陽樹的爸爸因為是頂大畢業，加上工作表現優異，兩年前被公司外派到中國負責設廠，雖然辛苦，但收入頗豐，爺爺奶奶也都很以他為傲。而陽樹身為家中長孫，「一脈相承」的高期待也就落在他身上。

陽樹其實成績不差，但他想要的未來卻與爸爸大相逕庭。

「我喜歡拍片。其實我有經營一個 YouTube 頻道，都是我和同學研究穿搭、開箱潮T、球鞋的影片，最近還新增了評論韓劇中演員穿搭的小單元。韓劇這個最近大受歡迎，訂閱數開始爬升，已經快破兩千了。但是我媽覺得我在浪費時間，她只想要我上台清交成，當個工程師。」提到 YouTube 頻道，陽樹十分興奮，臉上是滿滿的活力，但一提及學業和未來，卻轉瞬黯淡下來。

「聽起來，你很認真在經營你的頻道欸，內容好像也很有趣。你這些想法有對媽媽說過嗎？」我想起上次看診時，陽樹小聲抗議，而媽媽完全沒聽見的場景。

這個世代的孩子感興趣的事情，已不是上一代的父母可以想像。其實也很難說誰對誰錯，畢竟科技不斷發展，二十年前，根本沒人知道世界上會有「YouTuber」這個職業呢，我們又如何得知孩子現在在摸索、嘗試的事情，不是下個世代最熱門的工作呢？

「沒有。她只要看到我拿手機、用電腦就是罵，根本不管我是在剪片，還是在做什麼。我完全不想跟她說這些，想說反正我把功課顧到她可以接受的程度，然後再一邊做我自己想做的事……可是最近因為睡不好，成績也顧不來，她又一直念，我心情又更差，就這樣一直惡性循環。我已經在想說是不是 YouTube 那邊要開始宣告停更了。」對於可能得停止更新苦心經營的頻道，陽樹有著無法兼顧的不甘。

「先停更 YouTube，等到上大學再重新開張，當然也是個辦法。但我希望這個決定是你自己好好想清楚之後，發自內心想做的，而不是因為一時的情緒，或是被別人逼你就範的感覺。」

我想了想，把心中的想法盡可能地回應給他。

「我想到你一氣之下乾脆剪掉長髮的事，雖然解決了教官一直念你的問題，但你心底的氣卻要好久才能消化，也造成你很多不舒服。現在 YouTube 好像也面臨了一樣的狀況……」

陽樹聞言，沉默了許久。

「好像真的是這樣。其實我一直都很聽我媽的話，但是就會想要有這些小小的……算是『反叛』嗎？像留長髮、在該讀書的時候剪片，或是以後不要當工程師，我明知道做這些她會不開心，卻又覺得做了這些，好像才是我自己在活著。」

陽樹的內心其實很敏銳，馬上聯想到自己長久以來的困境。

「所以上次教官的事，你才會那麼那麼生氣啊。其實你最想大叫的對象可能並不是教官，而是一直叫你這樣做、那樣做，不讓你做自己的那些大人。」

陽樹的臉上，流露出想清了一些癥結的釋放感。

然而就在此時，一陣急切的敲門聲響起，接著陽樹媽媽像爆發的火山衝進診間。

「醫師！陽樹現在到底是怎樣？為什麼吃了那麼多藥，他還是睡不著？」她劈頭就問。

「我們正在討論他的壓力，而且他已經好陣子沒吃藥了吧。」我試圖解釋。

「他最近考試成績越來越退步！我叫他不要再滑手機，他還是一直滑！都高三了，這樣教人怎麼不擔心。我要他準備繁星的事情，他也都當耳邊風……」

看到媽媽這個樣子，剛剛還像甦醒過來、展現一絲生機的陽樹，頓時又像縮進樹洞的小熊，不敢探出頭來。

「媽媽，陽樹有很努力地在想未來要做什麼，但現在他最急的問題是他睡不著，關於這部分，藥物可以提供最即時的幫助。如果你覺得和他需要更多的溝通，你們應該要做的是家族治療，由專業的家族治療師來協助你們好好溝通。」

我跟媽媽解釋「家族治療」是一門專業，是由受過訓練的治療師，協助長期互動失調的家庭成員彼此溝通。比如親子溝通就很需要家族治療師的協助，因為家長往往會落入「孩子就是要聽我的」的迷思當中，而孩子也因此不敢說出內心的感受。有專業治療師在旁引導，這樣的溝通才能更真誠、坦率。

「我們不能自己溝通就好了嗎？這個是要自費的對吧?!」媽媽的語氣懷疑，充滿了阻抗。

「對，大部分都是要自費的。就像你也可以自己運動，但很容易受傷，也可能事倍功半。家族治療師就像教練一樣，在旁邊協助你們，可以讓你們更有效率，而且減少受傷機率地彼此溝通。」我努力地舉例說明家族治療師的重要性。

「做什麼家族治療，我們家族又沒有問題！小孩子只要自己更努力，好好改變，這些問題就都解決了。你以後會感激我這樣要求你的！」

媽媽的音頻不能再高，連我也覺得頭痛了起來，陽樹更是整個臉幾乎都要沉到地板裡了。

這次的看診就這樣被陽樹媽媽專斷地結束了。對於我給的建議，她全盤否定，藥物、家族治療統統都不要。

我瞬間也體會到陽樹在家中被全盤否定的感受，而且可能連他所感受到的千分之一都不到。

///

診間畢竟不是童話世界，每個孩子、每個家庭的問題也不一定能在當次得到解決。我提出自認對孩子、家長最能有幫助的建議，然而每個家庭的準備程度不一，自然不是每個人都會對我的建議照單全收。

我只期待，這短短幾次的看診，能讓陽樹得到一些支持和力量。即便是萍水相逢，也能留下一些種子，讓他知道未來有需要時，可以找到人幫忙自己。而焦慮卻不願接受幫助的媽媽，也希望將來有人可以好好接住她的情緒。

我收拾著內心的無力感，準備面對下一個病人。

【兒心醫師想說】

正視「為何孩子有這些感覺」

也許很多大人會感到驚訝，許多孩子前來就診時，竟然可以敏銳地清楚描述家中複雜的互動關係。

例如：「媽媽和奶奶常常吵架，很煩」，「爸爸總是不聽別人說話，都在滑手機」，「媽媽比較疼哥哥，好像沒那麼喜歡我」等等。

當然，這些都是孩子主觀的感受。但是去正視「為何孩子有這些感覺」，才是讓孩子的情緒問題走向療癒的第一步。

在華人社會中，父母通常認為「家醜不外揚」，也因此任何家庭互動的問題，都不被認為需要找專業討論。最後往往將一切都歸咎到「孩子的抗壓性太差」。處在家庭風暴下而生病的孩子，必須獨力承擔這些責任，非常辛苦。

家族治療正是協助這些卡住的家庭，在專業陪伴下，可以有一個安心溝通的空間。

很多家長會表示，在家裡問孩子有什麼壓力，孩子總是不說。此時，不妨試試家族治療吧，許多長年累積的親子互動問題如同打結的毛線球，需要有耐心的專業治療師來幫忙找出線頭，慢慢解開。

「他們不知道我已經多努力了！」

——「是不是吃了精神科的藥，孩子才這麼情緒失控？」

隨著執業的日子越來越長，我逐漸體會到每次診間的見面，都只是孩子和家長生命中的一個點。

生命是一條連續的線，隨著時間拉長，他們會不斷地往前邁進。當初激烈而嚇人的事件，最後終究會過去。被留下的只有守在診間的醫師，以及病歷上的寥寥數語。

那日，一個許久不見的名字躍然在螢幕上，而光是看到他的名字，幾年前在診間的景象就瞬間浮現眼前，想忘也忘不掉——

那是光翰剛升國一後的第一次回診，媽媽正說著他幾乎都沒去學校，成績不盡理想……我眼角瞥到光翰的臉色越來越沉，正想請媽媽停止數落，她沒注意到孩子的臉色變化，邊搖頭邊說出一句：「他這樣賴在家，我實在很擔心他以後會不會變成一個廢物——」說時遲那時快，光翰一拳揮到媽媽臉上。

「光翰！不可以打媽媽！」我大叫。

他壓在媽媽身上，拳頭高高揚起在空中，我死命地抓住他的手。跟診的護理人員已經飛奔出診間求救。

媽媽臉上見血，眼鏡被兒子剛剛冷不防的揮拳打斷，鏡框劃破了臉。我已經快抗衡不住光翰的右手，這時診間的門霍地打開，駐警和其他同事們一湧而入，七手八腳地把光翰從媽媽身上「拔起來」。我趕緊先請全身發抖的媽媽離開診間，避免再次刺激正在盛怒的光翰。

診間的折疊椅歪折在角落，剛剛被光翰一陣狠摔，金屬製的椅腳都變形了。

體型壯碩如成人的光翰，右腳上還打著石膏，那是他小六畢業前，從學校三樓掉落的結果。在眾人壓制下，他如同受困的獸吼叫著，但沒看到媽媽，他也失去了憤怒的對象，情緒慢慢降溫中。

我謝謝來幫忙的同事，送他們離開，同時請護理師打電話請還在上班的光翰爸爸趕快來醫院，等等好護送他們母子回家。不然怕路上母子倆獨處，又會發生什麼事。

光翰坐在椅子上，急促地大口呼吸著。以我對他的了解，他現在需要一些時間冷靜。我一邊神色自若地打著病歷，一邊用餘光觀察著他的情緒，診間只剩答答的打字聲。

「我……剛剛……醫師，對不起，我不是故意的。」他結結巴巴地說。

「我知道你不是故意的。」我慢慢說道。

「那個，要賠嗎？」他看著診間被摔爛的椅子問。

「等爸爸來再說吧。光翰，你要不要趁這個時間想一下，剛剛為什麼這麼生氣呢？」

看他緩和了點，我還是想帶他思考一下自己剛剛為什麼這麼生氣。

「我……我也不知道，我很容易突然間生氣，尤其每次媽媽講話都更讓我生氣。最近我就是怎麼也控制不住，就很想揍她……」他的聲音顫抖著，臉上流下兩行淚水。

我遞上面紙，溫言問道：「媽媽說的話裡面，哪句最讓你生氣呢？」

「**她說我是廢物、說我不努力！**」他突然又憤怒起來。「**她都不知道我變成這樣之前，已經多努力了！**我以前多努力融入班上、拚命想交朋友，結果呢？」

光翰把臉埋進雙手，泣不成聲。

●

小學時，在光翰跳樓的前一天，班上最受歡迎的男同學突然主動找他說話。

「光翰，你有多少寶可夢卡啊？明天帶來給我們看看，說不定我們就可以成為好朋友喔！」有過動和亞斯特質的光翰從小人緣就不好，天知道他多麼渴望可以跟同學打成一片，於是聽到同學這個提議，便忙不迭地答應。

誰知道當天他把視若珍寶的寶可夢卡帶來後，同學們直接把卡片從他手中拿走，之後就再也不還他了。

「你……你們趕快把卡片還給我！那是我最愛的超……超……超夢！」光翰幾乎要哭出來地哀求著同學。但同學們看到他如此，只是更加起鬨。

「你……你來拿你的超……超夢呀！」同學故意學著他結巴的樣子。即便亞斯特質讓光翰不善解讀人心，看著同學們嬉笑著把卡片丟來丟去，他還是恍然大悟原來同學昨天的善意都是假的。被欺騙的感受頓時讓他驚怒異常，腳步慢慢退到走廊的邊邊，爬上圍牆。

「你……你們再不還我，我要跳下去了喔！」那是他當時想到的唯一辦法。

接著在同學們的驚呼聲中，他身體一晃，跌了下去。

住進加護病房的他，氣血胸、腿部骨折，小命差點不保。一從加護病房出來就被轉到我的門診，畢竟這麼嚴重的自殺事件，誰都不敢掉以輕心。

經過評估之後，我發現光翰的本性憨厚，但衝動性較一般孩子高出太多，因此在班上常常容易暴怒，再加上結巴，長久下來的人際關係不好，常常被嘲笑。另外，他注意力不足，也因此課業表現不理想，求好心切的媽媽動不動就因為滿江紅的考卷斥責他。

在這些長期的不利因素下，光翰的情緒越發起伏不定，甚至睡眠也出現問題。在他爆發前，睡不安穩已經好幾個月，情緒容易大喜大悲，已經到了疑似躁鬱症的程度。

他住院了好一段時間，六月出院時，也正是他小學畢業時。

經過暑假的調養，國中開學後，儘管腳部還是有些不便，但已經可以回去上學。校方也特別為了他把教室換到一樓，但他卻說什麼也不願意去學校。

「他們看到我腳這樣，一定更會笑我。」對於同儕關係失望透頂的他，斬釘截鐵地說道。

而光翰的爸媽和學校也擔心孩子的情緒狀態，怕如果勉強他進校，他又會再做出危險的事，於是就讓他在家上線上課，只有考試時，到學校的資源班單獨考試。

但因為在家裡的時間長，光翰和媽媽之間的衝突更多了。我只能不斷調整情緒控制的藥物，也請媽媽調整對光翰的嚴苛態度。然而媽媽有如一塊頑石，每次來都還是不停地數落光翰，才衍生了診間的打斷眼鏡事件。

●

見光翰哭泣一陣後，漸漸平靜下來，我慢慢地說道：「其實你好希望同學和媽媽可以看見你的努力，你很想跟同學當好朋友，也很希望媽媽鼓勵你，對嗎？」

他點點頭。

「我也不想考這種成績，我也想去學校和大家當好朋友，可是我好怕，好怕他們又會笑我、欺負我……」

「你已經很努力在家裡上課，也克服恐懼到學校考試了。這些都是你自己做到的喔！線上課其實比在學校更需要專心呢，你在家裡都可以，去學校一定沒問題的。」我肯定他的努力。

「真的嗎？可是我還是擔心同學們會覺得我的腳很奇怪……」

「畢竟這是一個新的班級呀，你不去試試看，怎麼知道這個班上的同學怎麼樣呢？而且啊，偷偷跟你說，你媽媽的碎念那麼恐怖，如果能去學校，她就比較沒機會念你，對吧？」我故意壓低聲音，像是古代太監獻計一樣。

光翰似乎也覺得有道理，微微地點了點頭。

●

到了國一下學期，光翰的腳終於不用再開刀與打石膏了，但走起路來還是一跛一跛的。我和光翰的特教老師費盡唇舌，終於說動他願意回到學校，從每天只進班上一堂課開始就好。

一開始，當然沒那麼順利。光翰在家的那段期間，作息日夜顛倒，所以光是調整作息就花了不少時間，爸媽也為了叫他起床而傷透腦筋。因此，他進班的時間先訂在下午，而且通常是選擇他喜歡的美術課、實驗課等科目。

出乎光翰意料地，經過老師的宣導，班上的同學都很友善地對待他：實驗課時，主動找他同一組；跟他聊電動和動漫。甚至在光翰鬧脾氣不去學校時，集體寫了卡片送他。

「光翰，你是個很酷的人！」

「那天聽到你的分享，知道你小小年紀就遭遇了那麼多辛苦的事情，覺得你好厲害。我有好多想跟你學習的地方。」

「光翰加油！一起打傳說吧！」

光翰把同學送的卡片影印一份帶來給我，我看了也滿滿感動。

應該是同學的友善對待，再加上藥物的協助，他的衝動性下降許多，入班的時間也越來越長。

後來，我們不斷地減藥……終於有一天，光翰從我的門診畢業了。

而此刻，光翰和媽媽一起坐在診間，看著微帶鬍碴的他如今已上大學，我不禁感嘆時光荏苒。

「所以今天回來是有什麼事情呢？」我問道。

「其實就是回來看看醫師啦。還有學校說需要開診斷書，有需要的時候，才會有資源協助他。」媽媽表示。

「咦？但光翰已經停藥很久了，現在好像也沒什麼問題了，是嗎？」我看向光翰。

「我現在都有去上學啦，只是成績還是很爛，不過跟同學相處沒什麼問題。」他靦腆地笑著點頭。

「其實不瞞醫師，我常常回想那時候是不是不該讓他吃藥。總覺得他停藥之後，什麼都好了。那時候是不是吃精神科的藥，才導致他的情緒那麼失控啊？」媽媽突然語出驚人。

「欸？？？」我內心受到了震撼，心中瞬間閃過當初在診間努力跟光翰會談、為了調整藥物而努力細究文獻、特別抽出時間到學校與老師開會的畫面。

這麼一瞬間，我突然為自己的付出感到不值，臉上的笑容應該也僵了。

「媽媽，就跟你說了不是這樣。」光翰突然打斷媽媽。「我跳樓的時候根本還沒吃藥呢，我是吃藥才好起來的。你不要對醫師沒禮貌。」

我內心再次受到了衝擊，光翰溫和、穩定的言語療癒了我的心。

是啊，**只要孩子確實受到了幫助，他一定會有感覺的。**

看著長大的光翰，我滿滿的感謝和感動，感謝他為我說話，感動他竟已這麼成熟，想事清晰，早已不再是那個衝動的少年。

「他是都這樣講啦，所以他再遠也堅持要回來看你，說絕對不看別的醫生呢。」媽媽略帶抱怨地說道。

「我也很謝謝你回來，讓我看到你現在過得好好的喔。」看診的最後，我對光翰說。

【兒心醫師想說】

有時候，藥物是不可少的協助方法

青少年這個時期，許多的環境壓力會一湧而上，除了轉型中的家庭互動、越來越艱深的課業之外，許多青少年更在乎的是同儕互動。搭配青春期的荷爾蒙催化，這段時間的孩子情緒特別敏感，多愁善感或易怒、衝動都是十分正常的。

然而，一旦壓力大於孩子可以自我調適的範圍，孩子除了正常的情緒起伏外，有時情緒或行為也會逸出常軌，做出如文中光翰般，讓身邊的人驚嚇度百分百的危險行為。此時，我們便不能再以「孩子只是一時衝動」的說法等閒視之，必須採取相對應的應變措施。

家庭互動、孩子的情緒抒發管道，甚至是友善同儕環境的打造，都是絕對必要的。

然而與此同時，針對孩子已然失調的情緒給予相對應的藥物，也是不可少的介入手段。

藥物可以調控孩子腦中必要的血清素、正腎上腺素或是多巴胺，讓激躁的大腦冷靜下來，有助於使睡眠重新安穩，得以休息。孩子得到穩定情緒的同時，才能好好思考下一步該怎麼行動，而不是無限循環著情緒失控及自責。

許多家長用盡了手段，就是不讓孩子服用精神科藥物，擔心孩子需要服藥一輩子。然而若是延誤治療，憾事發生，孩子的一輩子不是就此斷送了嗎？

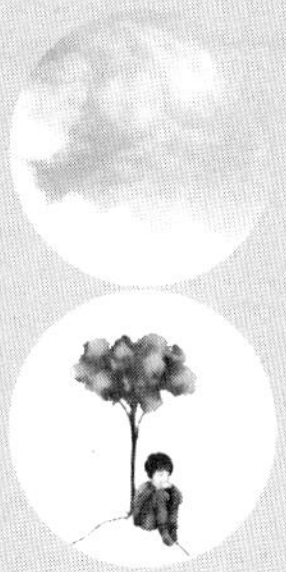

3 診斷不是一個人的全部

「我們看診多年的情分一筆勾消！」

——天才亞斯父子的挑戰

應該是台灣性別角色分工的關係，兒心診間還是比較常見媽媽帶著孩子來看診。也因此，診間除了討論孩子的狀況，也常常變成媽媽們的苦水集散地。

最常見的是媽媽訴說孩子的症狀後，接著開始描述家中「長子」的各種狀況。

「他爸爸就是跟他一個樣，永遠丟三落四，衣服可以穿三、四天都不洗，破掉了都不知道。」這是注意力不足過動症孩子的媽。

「對呀，爸爸臭死了，我只有一天沒洗澡，還比他乾淨！」孩子洋洋得意地說道，這倒是比上不足比下有餘了。

「孩子他爸有夠不會社交，每次他們公司聚會，還要我提醒他跟人打招呼，搞得好像是我同事一樣。回家還跟我說這種場合累死了，下次不去了，也不想想是誰在累！」

這是亞斯孩子的媽，顯然對於老公的職場人脈深感擔憂。而孩子在一旁研究魔術方塊，頭也不抬，頗有乃父之風。

俗話說得好，龍生龍，鳳生鳳，老鼠生的孩子會打洞。很多媽媽都憂心地問我：**「亞斯與過動會不會遺傳？」**

注意力不足過動症的遺傳率大約在六成至七成之間。自閉症類群障礙（Autistic spectrum disorder，內含舊稱亞斯伯格症及典型自閉症），隨著不同的研究，遺傳率約在五成至九成之間。

而這兩項特質，都是男性的發生率較高，也因為如此，在診間聽見媽媽同時抱怨先生和兒子的機率是很常見的。

有亞斯特質的汎汎向來是媽媽帶回診。從小一就開始看診的汎汎經評估出來的智力非常高，卻也因此而讓老師非常頭痛。

「很聰明不是很好嗎？」我看著唉聲嘆氣的汎媽，不解地問道。

「不是，醫師，你不懂。老師上的課，汎汎自己看課本就會了，所以他就一直分心看自己想看的書。」汎媽解釋道。

「啊，這好像也不是不能理解。因為老師上的對汎汎來說可能太簡單了呀。如果確定汎汎真的都會了，看能不能給他一些空間，看自己的書，不要打擾到別人就好？」有時也會遇見這類資質敏慧的孩子，其實可以同理他們對於普通課程的不耐。

「但是老師說他有義務維持班級秩序，也不能任汎汎上課時只做自己的事，所以有時候會要求汎汎上前示範解數學題，讓他稍微投入在課程中。」

「這聽起來滿好的呀。」用行動讓孩子參與課程，甚至當小老師，其實對資優的汎汎來說是很聰明的做法呢。我不禁佩服起汎汎的老師。

「但問題就出在汎汎真的把自己當成老師，不是小老師而已啊！他解完老師出的題目之後，會跟老師說：『我突然想到另一個題目好像很有趣欸！』然後就開始在黑板上寫題目，不下台……」媽媽無奈地表示。

「我的同學都太笨了！我出的題目都沒有人會！他們連圓周率都不知道，笨死了！」在旁邊一邊看百科全書的汎汎突然抬起頭來補充，聞言，我差點沒跌下椅子。

「你不可以這樣說同學。你們現在才小二，同學不知道圓周率是正常的啊！」媽媽趕緊阻止汎汎。

「我說的是事實啊，他們真的很笨嘛！老師沒教，可以自己看書和上網學啊！」汎汎持續口無遮攔。我只能祈求他在學校千萬別當著同學的面說這些。

亞斯的孩子不會修飾表達，常常會說出這種天怒人怨的話。而資質上的落差實在有點大，也難怪汎汎在班上沒有好朋友。

我和汎汎媽媽討論跳級或資優教育的可能性，但她很擔心以汎汎這種有話直說的個性，如果真的到了年齡更大的班級，不知道會不會和學長姊「撞擊出更多火花」。

「現在外面有很多電腦或科學課程，也許稍微超齡，但是對汎汎來說可能更有吸引力。如果汎汎可以練習在學校更有禮貌地與同學互動，那假日就可以上這些課程，這樣對他來說會不會更有改變的動機？」

我提出建議，媽媽一一記下。

後來隨著參與一些社交課程，再加上慢慢長大，汎汎總算學會忍耐，不要把心裡的話全說出口，與同學間的衝突少多了。

升上小三的他，假日已經開始上程式設計課，實在非常驚人。

///

有次，汎汎爸爸突然一起回診。

「醫師你好，我是汎汎的爸爸。」

爸爸穿著格紋襯衫和牛仔褲，戴黑框眼鏡。他是工程師，在科學園區工作。

「我覺得汎汎跟我很像。我長大後，比較知道說話的技巧了，不然小時候也不曉得怎麼和同學互動，上課時都在做自己的事。只是可能我被老師打過幾次之後，就知道不要被老師發現。其實我也跟汎汎一樣，覺得老師上課的內容超白痴的，同學也都超白痴的，去學校上課根本就是浪費我的時間。我想醫師你讀醫學系，一定可以理解我講的吧。」

他邊講，汎汎媽媽就在旁邊翻白眼。

他的公司是出了名的全台頂尖人才匯集地，我想他的智力一定也是超高的吧。

其實之前就聽汎汎媽媽說過，她懷疑丈夫也有亞斯特質：講話直白、朋友很少、喜歡固定的模式、非常固執等等。

「我很感謝醫師你沒有要汎汎忍耐著上那些白痴課，而是建議他可以運用時間多學他想學的東西，小時候如果有大人這樣跟我說就太好了。所以今天特別來見見你，想跟你說我小時候的狀況，讓你更了解汎汎。之後沒事我不會再來，因為你的門診真的要等太久，浪費我的時間。」

聽著汎汎爸夾雜著真情流露與抱怨的說話方式，實在很有趣。我也謝謝爸爸今天特別過來「浪費時間」跟我說這些。

「他生氣起來像汎汎一樣，會突然很凶、很恐怖，講出口的話你會嚇死。不過他有一個好處啦，冷靜完，他會主動來道歉，然後每次都一樣，買一束九朵的玫瑰花。自從我跟他說我喜歡玫瑰，十年來，每次吵架都用同一招。」汎汎媽笑道。

沒想到一陣子之後，我就見識到汎汎爸爸的雷霆之怒了。

疫情中的某天下午，掛號櫃檯打電話到診間，困擾地對我說：「謝醫師，汎汎爸爸今天沒帶汎汎來，但堅持要拿藥。我們已經告知這樣是不行的，可是他堅持要上去找您。」

「好吧。」我望著長長的候診名單，無奈地答應。

汎汎爸爸簡直是破門而入。

「汎汎媽確診了！汎汎雖然是陰性，但是也出現症狀，我打電話問這樣能不能視訊看診，你們櫃檯說不行。那我來幫他拿藥，為什麼這樣也不行？」他看起來極力忍耐著憤怒。

我試圖解釋著：「不好意思，因為政府規定要確診者才能視訊看診，醫事法規又規定我們一定要看到病人，所以沒辦法開藥給你——」

「你確定嗎?!他雖然沒驗出陽性，但是已經有症狀了！我的認知是他這樣不能出門，這是公衛問題！但是汎汎又不能沒有藥，你們這樣我不能接受，還拿白痴規定來壓我，那我只好打電話去問衛生局了！」他怒目圓睜，語帶威脅。

「爸爸你就把汎汎帶來吧，如果我這樣子確診也沒關係的，因為違反規定，我們會受罰的。」望著暴怒的爸爸，想起汎汎媽上回說的話，我試圖語氣溫柔地建議。

「太荒謬了！我對你非常失望！你們這什麼白痴規定浪費我的時間！我們看診這麼多年的情分一筆勾消，以後我不會再讓汎汎來看你了！」

他丟下這句話，甩門而出。

我只能目送他離開，心中不斷對自己說：「他只是一時無法接受，卡住了，過陣子就會好的。」

我邊深呼吸著說服自己，邊無奈地繼續看診。

兩個小時後，名單上又跳出汎汎的名字，爸爸帶著汎汎前來，像沒事一樣。

等我問完診、開完藥，汎汎爸拿出一杯太妃核果那堤遞上，囁囁嚅嚅道：「我老婆要我向你道歉，我剛剛口氣有點凶。我們汎汎以後還是麻煩你了。」

「沒關係，我也覺得規定有點白痴，但是不想被罰，只好遵守，也跟你說聲抱歉。」

我笑著收下，心裡想著幸好不是玫瑰花。

【兒心醫師想說】

現在和過去不同，孩子和爸媽也不同

因著遺傳的關係，亞斯特質孩子的爸爸或媽媽也有可能帶著些許亞斯特質，許多在診間的互動也因此十分特別。

亞斯父母時常以「自己當年也是這樣過來的」去思考孩子目前面對的困境，認為孩子和自己很像，所以也應當克服難關，順利長大成人。然而他們往往忽略了，孩子和自己畢竟是不一樣的客體，現在的時代也與過往不同。

舉例來說，過去比較不注重課外活動，只要埋頭讀書、夠聰明，而亞斯特質的孩子成績優異，要通過考試、上好大學並不是難事。

然而現在新課綱要求學習歷程，希望孩子多有課外的參與，入學幾乎都需要面試，也因此，基本的人際互動技巧已然是現在必備，這便與過往大大不同。

幸而亞斯父母不喜變動，一旦帶孩子來就診，很少換醫師或是自行終止回診。也因此，我們得以在固定的回診中循循善誘，試著將這些事情說明給家長和孩子聽，讓孩子和家長可以早做準備，既保有自己的優勢及堅持，也能與現代社會接軌。

「我也希望自己別這麼堅持，但腦袋就是停不了。」

——亞斯一家的苦惱

望著憔悴的陳家媽媽，我無聲地嘆了一口氣，感到滿滿的無奈。

「謝醫師，陳家這次和爸爸的衝突真的是場意外，不然他最近都很好……」

陳家媽媽一頭亂髮，黑眼圈可比貓熊，但她為兒子和丈夫辯駁的力道卻還是強勁得很。

她兒子陳家目前就讀國三，從六年級開始與爸爸發生嚴重衝突。當中有一次甚至是父子扭打，爸爸把玻璃杯砸在地上，威脅要和兒子同歸於盡——經過那次幾乎可說是「家暴」的事件後，爸媽一起帶著陳家來看診。

「陳家每次東西用了就隨手丟，但我希望我們家的東西都要有固定的位置，所以那天看到遙控器又亂放，整個氣冒上來，就去他房間跟他說。結果那天他可能是心情不好，回嘴說我很煩，然後我就生氣了，對他大聲起來。」媽媽懺悔似的描述著當天的狀況。

「那天功課很多，我寫不完已經很煩了，結果媽媽剛好選那時候來叫我收東西……」陳家委屈地說道。

「那爸爸怎麼也會加入戰局的？」我疑惑地問旁邊不發一語的爸爸。

「醫師，是這樣的。我這人很怕吵，他們兩個在樓下大吵大鬧，雖然隔了三層樓，但我聽了就心煩。起先我想忍耐的，但是他們的聲音都很尖銳，最後我受不了就下去了。」爸爸回想起那時的情境，表情彷彿又像聽到一次噪音般痛苦起來。

「所以你下去勸架，怎麼會弄成打起來？」這一家人衝突的原因實在是峰迴路轉……而且其中怎麼好像隱隱有著什麼一直引起我注意？

「我下去之後，就看到陳家正指著媽媽的鼻子大罵，說她中斷了他寫功課，他沒辦法繼續寫下去了。我的觀念是小孩子對長輩不尊敬就要教訓，所以過去就呼了他一巴掌，誰知道他就撲過來，也揍了我一拳，然後我就失去理智，和他打起來了。」爸爸平鋪直敘地描述當天的情形。

「我一直尖叫著叫他們不要打了，但結果他們越打越起勁。」媽媽抱著頭，又開始有些歇斯底里起來。

「媽你那時候吵死了，搞得我更煩躁！」陳家在旁邊補充。

「沒錯，你尖叫的聲音真的讓人更抓狂！」爸爸這時倒和兒子站在同一陣線了。

「好、好，你們先停一下。」我連忙阻止這場大亂鬥在診間發生，而且我發現自己盡量使用比平常更低沉的聲音說話。

媽媽覺得東西一定要歸位，孩子功課寫到一半不能中斷，爸爸對聲音特別敏感——這些其實都是亞斯特質的常見表現。而且亞斯特質有部分的遺傳性，家人之間或多或少都有點特質也是很常見的事。

但畢竟今天掛號看診的是陳家，我還是先從他評估起亞斯特質。

經過評估，他對事物的堅持度高，在校朋友極少，興趣也很特別，是蒐集火車票。「醫師你知道之後永康車站要發行111.11.11號的紀念車票……」一提到車票，陳家完全把衝突事件放在腦後，一副要跟我分享三天三夜的樣子。

「所以陳家有亞斯伯格？難怪爸爸和他會一直起衝突！」媽媽一副找到原因的樣子。「媽媽，你們家衝突的原因恐怕不能說都是陳家造成的。如果我感覺得沒錯，你們家三個人恐怕都有亞斯特質。」我擔心一切都被怪罪到孩子頭上，還是決定講出來。

看診過後，決定讓陳家服藥控制情緒，並且請媽媽帶他上社交技巧的心理課程。一段時間下來，他的進步有目共睹。回診時，陳家很開心地說：「現在比較不會心情不好，我覺得這樣輕鬆很多。以前很多事情我都看不順眼，跟同學玩遊戲，常常都玩到生氣，現在他們說我變好相處了，也開始願意和我玩。」

上國中後，他交到了一些固定的朋友，學校生活過得豐富許多。

但爸爸自從陪兒子初診後，就再也沒來過。據媽媽轉述，爸爸在家說：「我最好是有亞斯啦！你們兩個都有病就要看醫生，不要來影響我。」

而陳家媽媽，對家務有著過度的堅持，不時就會對凌亂的家裡不滿而發作，那堅持的程度真不是一般人可以理解的。

「我每天都要洗衣服，因為我不能忍受洗衣籃裡有髒衣服沒洗。每天都要吸地板、換床單和所有的枕頭套、洗陽台，而且至少兩天就要拖一次地板，還有洗紗窗。所有東西我都要歸位。我有時候會做家事到半夜，因為沒清完，我就沒辦法上床睡覺。上次沒帶陳家來回診，也是因為我們家突然有客人拜訪，我覺得很髒，所以全家大掃除，結果做得太忘我就錯過回診時間。」媽媽總是睜著疲憊不堪的雙眼，細數她需要做的家事。

「結果你為了打掃沒回診，所以陳家沒藥吃，你又因為他鞋子沒放好而罵他，他對你大聲，然後爸爸剛好也回家撞見你們兩個吵架，他們兩人又差點打起來？」

這段時間，每幾個月，陳家媽媽就會因為做家事做過頭而錯過回診，然後陳家就會和爸爸或媽媽起衝突……對於他們家吵架的套路，我幾乎都要會背了。

「我也很希望自己可以不要這麼堅持，但腦袋就是停不下來，一直想做這些事情，總是想著再撐一下就做完了。有時候我會熬夜做家事到天亮，然後隔天送陳家去上學之後，就倒頭大睡到下午，接著隔天的家事又做不完……」她苦笑著述說和上個月一模一樣的內容。

「媽媽，你要不要也考慮一下服藥，控制一下自己的焦慮和固著想法？又不是飯店，沒有人在天天洗床單的啦！你這樣對陳家也會有影響的。」

而同樣的話我也已經不知道說了幾百遍，但就是沒辦法說服她。

///

陳家升上國三後，因為補習越來越晚回家，也更沒有心力應付媽媽的各種「維持整齊」的要求。於是雖然他很努力地不要對媽媽發脾氣，但某天終於還是爆發了。

「醫師，那天已經十二點半了，我剛讀完書，把今年的車票拿出來，想要整理一下，這是我睡前的紓壓方式。可是我媽突然發現我便當盒沒拿出來，她要求我一定要立刻去洗便當盒，我好生氣好生氣……就忍不住動手推了她。」陳家低著頭，不無罪惡感地說道。

「每次都跟他說要拿出來，但他就是不拿。我其他碗盤都洗完了，突然發現少一個便當盒沒洗到，我也很崩潰啊！」

「就為了一個便當盒……」我按著太陽穴，實在是有點不知道還能說什麼。

「我現在很拚命讀書，因為我上高中後想要搬出去。」陳家突然說道。

「什麼?!」結果是陳家媽媽被嚇了一跳。「我怎麼都不知道你有這個想法？」

「第一志願離我們家很遠，我如果考上就直接去住校，媽媽也不用每天看到我，對我生氣了。你可以少整理很多東西和洗我的衣服。這是解決問題的最好辦法。」陳家理性地分析道。

「是這樣沒錯，但是……你這麼懶散，有辦法自己洗衣服、自己準備三餐嗎？」媽媽遲疑地說道。從她看似批評的話語中，我卻聽到她對孩子的依戀。

「不然還能怎樣？我每天看你這樣不眠不休地做家事，心裡也很難過啊。不管怎麼跟你說，你都不改變，醫師叫你吃藥也不吃。反正我上大學後，遲早也要離開家的，不如早點出去。」陳家突然像是個大人似的。

媽媽的眼中充滿了惶惑，兒子這番話似乎終於擊中了她，迫使她思考起來。

那天早診，初診是一個陌生的名字，但走進診間的卻是熟悉的陳家媽媽。

「醫師，我決定服藥看看。」媽媽堅定地對我說道：「我想了很多，不管陳家要不要搬出去，我也不能再這樣過下去了。**一直以來，我都不願意改變，結果讓我的孩子這麼痛苦，還要處處配合我。我先生不願意改變，但我不能跟他一樣**，讓陳家以後連放假都不想回家。**我要放過自己。**」

「是啊，陳家確實也慢慢長大了，以後你也該有自己的生活，去做點自己想做的事了。」我頷首微笑。

媽媽也和陳家一樣，對藥物的反應極好。她對家事的焦慮明顯下降了，作息也正常許多。白天多出來的時間，她開始報名去上瑜伽課。

「我現在可以兩天再洗一次床單了！」她興奮地對我說道。

雖然這樣的進步看似不足為外人道，但眼前的她走了三年，終於願意跨出這一步，這份意義多麼重大，我很清楚。

那次看診，她如同重獲新生的喜悅流淌在診間。

【兒心醫師想說】

常被忽略的「女性亞斯」

亞斯特質較常發生在男性，也因此，「女性亞斯」是一群常被忽略的族群。

許多有亞斯特質的女生有著長期的人際困擾：不會看場合說話、不懂別人的笑點，難以與別人發展真正親密的關係。由於思考方式特別，身邊的人有時也難以理解她們內心的想法。

研究顯示，相較男性亞斯，女性亞斯患者大部分有比較好的「偽裝（camouflage）能力」。在群體中，她們雖然較疏離，但還是會盡可能地符合他人的期待，避免受到排斥。

也因此，女性亞斯患者往往對自己的特質不自知，別人也難以察覺她們為了過上一般人的生活，付出了多少的加倍努力。

而當亞斯女生辛苦地長大成人，步入家庭，原本可以對自身掌握的生活型態擴大到整個家庭，就可能出現如文中陳家媽媽這般，希望家裡的一切都符合自己的想像，做家事做到半夜的亞斯媽媽。再碰撞上也帶有亞斯特質的另一半及兒子，三個直線前進的個體生活在一起，難免火花四射，非常辛苦。

因著亞斯和自閉特質的遺傳性，在孩子被發現有這些特質的同時，父母可以乘機回頭檢視自己是否也有類似的特質。

了解自己，也許才能找到更理想的方式陪伴孩子和家庭。

「我跟昆蟲擾西一樣是過動耶，太棒了！」

——看兒心科等於被貼標籤？

小翼是一個可愛的亞斯加過動男孩，小二時第一次來就診，他的行為就讓人印象非常深刻。

當時小翼媽媽正滔滔不絕地細數：小翼從小語言遲緩，後來只做了半年早療就突飛猛進，他們都以為小翼已經沒問題了，可是現在老師反映他上課時只做自己的事，導致課業成績一塌糊塗，這次考試還出現不及格的分數……

在媽媽口沫橫飛時，我用眼角偷偷觀察著小翼的一舉一動。通常當家長描述小孩令人憂心的狀況時，孩子多半是坐不住地扭來扭去，喊著好無聊，不然就是臉色垮台，不喜歡被爸媽數落症狀而生氣。

但小翼兩者都不是。

我看著他靜靜地從書包裡拿出一本筆記本，開始在上面寫字：

格彩ㄅㄧˋ金ㄍㄨㄟ

ㄧˋ麗金ㄍㄨㄟ

淡色牙麗金ㄍㄨㄟ

他用水藍色的筆，認真地一筆一畫寫著。

「小翼很喜歡昆蟲，對嗎？」我問。

媽媽停下原本在說的話，驚訝地點了點頭，隨後發現我在偷看小翼的筆記本。

「對，他超喜歡。就像這樣，他會一直在筆記本上寫這些和昆蟲有關的東西。但是他根本不懂自己在寫什麼，常常寫一寫還會來問我：『媽媽，這個字怎麼寫？』」

「你寫了好多昆蟲的名字喔，好像很厲害欸！可以借我看看你的筆記本嗎？」我柔聲對小翼說道。

他防備地看著我，稍稍把筆記本往前推一點，但沒有要交到我手中的意思。

我探身過去，看到頁面上甚至寫了「界」、「門」、「綱」、「目」、「科」、「屬」、「種」，旁邊還用括號寫出這些專有名詞的英文：Species云云。專業程度令人驚嘆。

「你知道界門綱目科屬種欸，好厲害！你是在哪裡看到的呢？」我問。

他依然不開口，但是眼神中有種「原來你也知道」的欣喜在閃動著。

「醫師，你知道『昆蟲擾西』嗎？她是一個也有過動，現在專門在帶小朋友上昆蟲課的YouTuber。」

我當然知道「昆蟲擾西」，她是一位從小有注意力不足過動症，非常聰明的YouTuber。一直到上了台大昆蟲系才確診的她，常常在網路上分享自己與過動症狀如何共存。現在的她是小朋友眼中的大明星，只要她一開昆蟲課，孩子和家長無不趨之若鶩，場場爆滿。

針對過動症狀看醫生與服藥這件事，昆蟲擾西曾分享經驗：「醫師會先了解你，分析各種狀況，並且給予你許多建議，也沒有人會逼你吃藥，用藥只是其中一種方式。只靠藥物當然是沒有用的，但是當藥物是其中一個有效用的方法時，對我而言，何樂而不為？」

「他最崇拜昆蟲擾西，跟昆蟲有關的知識，八成都是從昆蟲擾西的 YouTube 看來的。」媽媽對我說明。

我看著小翼埋頭在昆蟲世界的樣子，心裡真的很希望他以後能像昆蟲擾西一樣，找到方向，做自己熱愛的事。然而在求學的過程中，想必他還是需要很多幫忙，於是我開了診斷書，讓小翼在學校能夠有特教資源協助。

///

然而，同時有注意力不足過動症和亞斯特質的小翼，在校仍過得非常辛苦。不善社交卻又超偏執於昆蟲的他，升上三年級後，因為上學時間拉長，更常和新班級的同學及老師發生衝突。

小翼並不會主動招惹同學，然而有位活潑的同學每天看他在座位上寫東西，一時好奇便把筆記本搶走，想看看裡面寫了什麼。視若珍寶的筆記本未經同意被拿走，原本與世無爭的小翼立刻崩潰，把桌子一推便撲向同學，大動作地想拿回他的寶貝。

「同學的臉上被抓了好幾道，對方家長氣得殺來學校，說我們小翼就是過動兒、就是問題小孩，要求我們轉學。」小翼媽媽生氣又心痛地說道。

仍在筆記本上塗塗畫畫的小翼，最近在繪製竹節蟲，那仔細描繪的程度可比圖鑑。然而這次紙張破破爛爛的，我想是和同學爭搶留下的痕跡。

「那位同學聽起來也有錯在先吧，怎麼會單方面要求小翼轉學呢？」我小心詢問。

「其實小翼不聽課，都在畫這些，連課本都不拿出來，老師也很受不了他，常常在上課時叫他把筆記本收起來。他不理老師，結果就是老師到座位上威脅他要沒收筆記本。」媽媽的眉頭皺起來，頭痛似的說道。

「然後呢？小翼也對老師發脾氣嗎？」我問。

「有時候他會忍耐，把筆記本放進抽屜一下下。但有時如果情緒本來就已經不好，他就會直接把桌子一推，衝出教室，甚至爬到女兒牆上，做出危險動作。老師說他們班上像小翼這樣的問題學生有好幾個，他真的快受不了了。**有時候我都在想，是不是不應該帶小翼來看診，好像害他被貼了標籤……發生事情都是我們的錯……**」

小翼媽媽所說的，其實也是許多家長心中害怕的事。帶孩子看兒心科等於被貼標籤，這件事讓家長們對看診卻步，而這份害怕卻往往也誤了孩子可以得到幫助的最佳時機。

我想，**標籤從來都不是診斷本身，而是孩子表現出行為後，其他人給予的各種解讀和看法。**

昆蟲擾西曾在她的臉書寫過一段話：

「我從來不覺得是因為『診斷』造成孩子『被貼標籤』。貼標籤這種事，想貼，有需要診斷嗎？我們小時候沒人知道什麼是過動，難道就沒有標籤？……要解決這些問題的方法，是教育，是理解，是真正的面對問題……想辦法改善孩子失序的部分……」

思及此，我深吸口氣，決定與小翼「另類」溝通一下。

「小翼，上課的時候，至少把課本拿出來吧，你就算在課本上畫畫也沒關係呀。可以專心聽課當然好，但是如果真的沒辦法，至少課本在桌上，老師也比較不會來找你。」

我試著和小翼溝通折衷的解決辦法，雖然有點政治不正確就是了。

原本埋頭畫畫的小翼突然抬起來。

「我可以在課本上畫棉桿竹節蟲嗎？」他問。

「呃……我覺得你先把課本拿出來，聽聽看老師在上什麼，如果真的很無聊。你再偷偷地畫，這樣試試看好不好？」我越講越小聲，沒想到一個醫師得當得這麼心虛。**有時孩子真的很難一步到位地做到環境要求的所有事情，我的理念是只要朝那個目標靠近，都算一種進步。**小翼媽媽似乎也死馬當活馬醫，一起加入勸說他至少把課本拿出來的行列。

「你就畫小小的，不可以被老師發現喔！」媽媽也小聲地說。

他似乎不太相信上課時可以在課本上畫畫，不過還是半信半疑地點了點頭，答應至少把課本拿出來。

由於小翼發起脾氣會衝出教室，有時還會爬上圍牆，十分危險，因此我在和媽媽商量後，決定讓他服用控制情緒的藥物。

如此雙管齊下，小翼在校的危機總算暫時解除，衝出教室或發飆的次數大大減少了。老師對於他的上課狀況睜一隻眼、閉一隻眼，有些課業就到資源班惡補完成，資源班老師會給予協助。

而小翼也偶有讓我們驚喜的時候，比如他會突然說出今天上課的內容，或是在不小心生氣過後，主動找同學或老師道歉。

／／／

這次回診，媽媽的表情總算輕鬆了一些。

「醫師，你知道嗎？我上禮拜說要帶他來回診，他回我一句話，我差點沒昏倒。」媽媽笑著說：「他問：『媽媽，我是不是過動？』我心想：天啊，這問題真難回答！就問他：『怎麼會這樣想？』」

「嗯嗯，然後呢？」我腦中飛快地運轉，想著要怎麼向小翼解釋過動症，他會比較可以接受。

「結果他說：**『這樣我就跟昆蟲擾西一樣是過動耶，太棒了！』**」媽媽扶著額頭說，我也忍不住哈哈大笑。

大笑間，我彷彿看到小翼抓住自己身上的標籤，在上面畫一隻色彩斑斕的寶石金龜，並驕傲地展示著。

真是太謝謝昆蟲擾西了！

【兒心醫師想說】

標籤本身是中性的，端看怎麼運用

許多家長總害怕就醫、服藥就是給孩子貼上一張大大的標籤，未來不管發生什麼事，別人都會拿著標籤來放大檢視孩子，說他就是這樣的小孩所以怎樣怎樣。

事實上，標籤應該是一種工具。書本上的標籤能幫助我們快速抓到重點，網路上的標籤（hashtag）能協助我們搜尋到某個感興趣的主題。兒心醫師為孩子下診斷，也絕不是為了讓他被以異樣眼光對待，而是希望其他人能更容易理解他的行為、更知道怎麼與他互動。

真正對孩子有惡意的，是只看到這些標籤，就下意識負向看待孩子的人。

標籤本身是中性的，端看怎麼運用。

像昆蟲擾西大方亮出身上的標籤，讓大家看到她不只是標籤本身，更是一個活得精采無比的人。

這同時也鼓舞了其他擁有同樣標籤的孩子或大人，知道他們其實可以為自己的標籤彩繪上獨一無二的美麗顏色。

「他說我很像狗……」

——當一個過動兒被控霸凌

大牛這次來夜診，一如往常地穿著學校的運動服。身材高大、壯碩的他在五年級時被選進了學校的棒球隊，一年多來，一直為能成為先發球員努力著，皮膚鍍上了一層黝黑，手指間也長出一些硬繭來。

「嗨，大牛，今天怎麼好像沒什麼精神？」看他臉色不太好，我帶著點疑惑招呼著。

誰知聽我這樣一問，大牛不但沒說話，還彷彿要哭出來似的抽搐了一下。

「他被棒球隊退隊了。」媽媽在一旁悶悶地說。

「怎麼會?!」我驚訝地問。

大牛是個注意力不足過動症的孩子，本性憨厚、溫吞的他簡直真的像頭大牛。自從投入棒球隊之後，他非常勤苦地練球。據媽媽說，棒球教練雖然不是特別賞識他的天分，倒也頗肯定他的苦練，現在升上六年級，有讓他先發上場、成為球隊主力的打算。

大牛一直盼著能先發上場，五年級期末來看診時，他一直念著六年級要打什麼什麼盃、要去哪個縣市比賽等。不多話的他，聊起棒球眉飛色舞的樣子真的很可愛。

「五年級的球隊新進了一批學弟，裡面有一個學弟……怎麼說呢，就是會一直挑釁別人、講話很嗆的那種。」

媽媽探了探大牛的臉色，見他沉默不語，便代為解釋始末。

「前幾天，他們練完球後抬器材，大牛不小心撞到學弟的肩膀，球散了一地，結果學弟就很大聲地要求大牛當眾道歉。」

我瞥了大牛一眼，聽著事發過程，他坐在椅子上，緊緊握著拳頭。

「雖然不是故意的，但他也道歉了。然後學弟又頤指氣使地要大牛把地上的球一顆一顆撿起來，他也真的彎腰開始撿，這時學弟突然故意把一顆球踢開，叫他去撿。」

大牛聽到這邊，氣到渾身發抖，憤怒的淚水從眼睛裡快速竄出，從他古銅色的臉龐流下。

我連忙抽了張衛生紙給他，讓他擦擦眼淚，順便平靜一下心情。

「也太讓人生氣了吧！怎麼不是那個學弟退隊？」我一邊生氣，一邊疑惑道。

「因為到這邊，他就抓狂了，直接衝過去給學弟臉上一拳。」媽媽示意般往空氣揮了一拳。

「哇，你練過拳擊喔？這麼直覺就貓下去。」我故意開個玩笑，希望讓看來又驚又怒的大牛放鬆一點，但他笑不出來。

「你一定很生氣吧？是說旁邊沒有別人幫你阻止他嗎？他畢竟是學弟，怎麼那麼囂張？」我問。

本來就不善言詞的大牛擦擦眼淚，結結巴巴地開口。

「那時候旁邊都是學弟，都五年級的。六年級的只有我一個幫他們抬球。他說我很像狗，叫我趕快把球撿回來……還叫我學狗叫。」大牛斷斷續續地說。

「所以抬球是五年級的工作，你只是去幫忙他們？他不只叫你撿球，還說你像狗，要你像狗一樣把球撿回來？」我幫他順順句子，但心裡已經不由得火冒三丈。這到底什麼劇情?!

大牛說不出話，只能拚命點頭。

「什麼?!你怎麼沒講他說你像狗的這一段？」媽媽聽到後也崩潰地說，怪罪似的拍打著大牛的手臂，而他只是拚命流淚。

「這次事件發生後，對方家長也很強勢，立刻提出是學長霸凌學弟的事件。他們好像是家長會長吧，學校馬上啟動調查。那個學弟的說法是他們一起抬球，結果球掉了，大牛就生氣地打他。那個孩子很會說話，不像我們家大牛，越問他，越講不出來。說他像狗這件事，我今天也是第一次聽到。」

我很清楚大牛的脾氣，他需要慢慢引導才講得出來，而且他的語言表達力確實不流暢，一邊問，還得一邊幫他組織，重複確認才行。

面對學校很正式的調查，詢問者已經先入為主地認為是他先動手，在這種狀況下，他悲憤交加，恐怕真的只能沉默是金到底。

「結果學校不管三七二十一就採信了學弟的說法。對方家長要求大牛道歉不夠，還要把他退隊，教練也只能同意。大牛這幾天都傷心地在家一直哭，不想再去上學了……」媽媽看起來也非常傷心。

其實類似的事情，大牛在四年級時就發生過，他也是因此才會來就診。

他是個溫吞、敦厚的孩子，由於注意力不集中，時常丟三忘四。那時的老師時常在班上當眾提醒他「東西要記得帶」，於是同學們也紛紛跟著嘲弄他。大牛一直默默忍受，沒跟爸媽講。

「大牛不是沒帶餐袋，他是沒帶腦袋啦！」

終於有一次，在同學開了這麼過分的玩笑後，大牛霍地站起身來，將桌子一翻，把鉛筆盒直直地朝那位同學的腦門扔過去。

///

注意力不足過動症的孩子，分成「注意力不足」和「過動／衝動」兩種症狀群。很多孩子在小時候兩種症狀都有，但隨著年紀增長，「過動」症狀通常會第一個改善。

當大家覺得孩子開始坐得住了而鬆一口氣，然而，**「注意力不集中」與「衝動」的症狀往往還是隱性地持續著。**注意力不集中讓孩子不斷累積著學業和人際上的挫折感；而衝動則在某些時刻，如同好久沒有爆發的火山，突然一次噴發出來。

如同大牛這般不善言詞的孩子，在吵不贏對方、忍無可忍之下，他的憤怒已經累積到了頂點，只能用自己的手腳來發洩。

然而，在「先動手就是不對」的氛圍下，像大牛這樣的孩子往往是啞巴吃黃連，有苦說不出——遭挑釁時，吵不贏對方；事後檢討時，又說不清前因後果。現在的校園十分重視霸凌，但是在霸凌事件的調查中，怎麼讓孩子清楚地說出始末，卻非常不容易。

即便是我，也是因著已認識大牛多年，深知他秉性善良，絕不會沒有原因地動手，再加上大牛的信任，才能從他口中探知事情的經過。並且，校方也不能如我完全站在同理其中一方的角度去詢問事件經過，因為霸凌調查必須保持中立。

///

自從服藥治療後，大牛丟三忘四的情形減少許多，與高年級班上的同學關係也不錯，在球隊找到重心的他，已經一年多沒有再發生衝突事件。然而正因為他的穩定表現，我們最近處於減藥的階段，沒想到才開學沒多久，新加入球隊的學弟馬上成了導火線。而衝動出手的他又立刻變成眾矢之的。

「媽媽，我覺得可以再試試與老師、教練溝通事情的經過。大牛認真練球這麼久，卻因為這樣就被退隊，他太委屈了。」我不放棄地拜託媽媽再去溝通。

「就算教練答應了，如果再遇到那個學弟……」媽媽擔憂著。

「大牛，如果可以回去球隊，你有把握可以不要再發生這樣的事情嗎？」我問大牛。

「醫師，藥吃兩顆，我是不是比較不會生氣？」他認真地看著我說。

我真是太心疼這孩子了。大牛的身材壯碩，藥物劑量本來就需要比較高，但他之前的狀況都很穩定，我們好不容易才在討論後減成一顆的。

「藥物會幫忙你，但是你要答應阿姨，不管有沒有回球隊，以後遇到這種事情，一開始就要說出來。我想這個學弟也不是第一次惹你了，對不對？」

大牛眼睛直勾勾地看著我，點點頭。

「跟媽媽說也可以，來這裡跟我說也可以，不要自己忍耐。我們幫你一起想辦法，好嗎？」我也直視他的眼睛，希望他可以把我的話聽進去。

大牛抿著嘴唇點點頭，慎重的程度彷彿在契約書上蓋章。

有時候，看似是霸凌者的孩子，其實也是霸凌事件的受害者。人與人相處，本來就充滿不確定和瞬息萬變的微妙互動，在霸凌受到重視的時代，霸凌者說不定也是一個沉重的標籤，不該被隨意地貼在任何人身上。

【兒心醫師想說】

調查校園霸凌，需要更細緻地還原事件經過

在校園霸凌的調查中，往往以「動手」為起始點，認為打人就是不對。然而，其實在釐清事情的始末之後，我們往往會發現，動手的一方也並不是無緣無故就掄起拳頭，而是有著什麼前因事件讓當事者忍無可忍。

我們重視校園霸凌，希冀著這樣的介入可以讓孩子的校園生活更加平安。但或許更細緻地還原事件經過，才能減少孩子在調查過程中感到被誤會、啞巴吃黃連，衍生出更多負面的效應。

每個孩子的行動和情緒通常都有原因，調查霸凌事件的主事者或許不能只是忙著找出犯人，像法官一樣急著將之定罪。

如果可以給予雙方理解和協助，霸凌事件的調查，才能真正地朝向解決、預防的方向前進。

「原來無法專心，不是因為我不認真。」

——「注意力不足症女孩」容易被忽略

「醫師，我最近常常覺得胸悶、喘不過氣。越是這樣，讀書就越沒辦法專心，然後我就更緊張。下個禮拜又要考試了，我晚上也睡不著覺……」

每升上一個年級，孩子的課業壓力就會變大。也因為這樣，剛開學的兒心門診總是門庭若市，塞滿了焦慮的青春學子。

小李也是其中之一。她是個清秀的高二女孩，身材高瘦精實，皮膚略帶小麥色，就讀明星高中理組的她，以往成績都保持在班上前三名，最近為了暑期結束考的成績下滑到班排十幾名，非常驚慌失措。

「醫師，小李很在意自己的成績。剛開學的這次考試後，她說想退出社團了。」爸爸憂心地說。

「你參加什麼社團啊？」我好奇地問。

「排球社。因為高二我們都要當幹部，這樣會花更多時間，可是我成績又顧不來，我不知道該怎麼辦。」

「如果不退社，你會擔任什麼幹部啊？」一般會被選為社團幹部的孩子，人緣都不會太差。而且從幹部的安排，有時可以看出孩子在同儕眼中是什麼個性、適合什麼職務。

「學姊要我接社長啊啊啊！」她抱著頭，覺得壓力如山大的樣子。

「哇，原來是社長大人，失敬失敬。」我開玩笑地回應。「那你應該是球打得不錯嘍。而且在學姊和同學眼中，你應該很負責吧！」

「可能……吧。」她遲疑地回答，不太有自信的樣子。「可是我最近和以前不一樣。以前我很喜歡跟人相處，也喜歡練球，但最近我有點不想見別人，也覺得打球的壓力變很大。」

「我這個女兒，什麼事情都想做到最好。她以前很外向、積極，在班上的人緣都很好，又會運動，很陽光。但是最近真的怪怪的，有時候一下課回來就哭，或是關在房間裡。我們很擔心，才會趕快帶她來看醫生……」

爸爸對小李的觀察很入微，也透露出憂心之情。

小李垂著頭，我想像著她原本健康活躍的樣子，現在在我面前的卻是一個垂頭喪氣，不時搗著胸口、大口吐氣的女生。

仔細地逐項詢問她的身體症狀之後，發現小李有著明顯的焦慮症狀：全身緊繃、坐不住、難以專心、呼吸困難等等；此外，還有一些隱微的憂鬱症狀，包括自信心下降、覺得對不起身邊的人，以及食欲下降與睡眠障礙等等。

由於已經明顯影響到生活，我建議她服用低劑量抗焦慮和抗憂鬱的藥物。小李和爸爸也同意了。

一週後回診，小李的笑容明顯多了一些，也不再散發出那麼緊繃的氣息。

「有好一點嗎？吃藥有沒有不舒服？」我詢問著。

「我覺得心情好滿多的，也比較不會緊張了。」她仔細回想這一週的狀況。「晚上也好睡很多⋯⋯但是，我還是覺得很難專心欸。」

「咦？真的嗎？一般在焦慮情況減輕後，應該會比較容易集中精神才對呀。」我有些驚訝。

患有焦慮症的人會因為心緒繁多，一邊做這件事就擔心下一件，所以很難專心。對於這種不專心的情況，通常只要透過藥物讓焦慮度下降，病人放鬆後，就會比較容易專注在眼前的事情。

「其實我覺得很難專心很久了欸⋯⋯」小李突然迸出意料之外的話語。「可能從小學就開始了吧。」

「咦？老師有反映過小李上課不專心嗎？」我轉向爸爸問，他搖搖頭。

「可能因為我都會強迫自己坐在位子上，表現出看起來很專心的樣子吧。」她娓娓道來。「國三的時候因為要準備會考，我坐在書桌前面，常常讀書讀到跳行，或是不小心就盯著房間的某個角落發呆。我發現自己會這樣後，就把房間的燈都關起來，只留桌上那一盞，然後戴著耳塞，手插進口袋，只用眼睛看書，這樣才不會想要東看看、西摸摸。甚至有時發現自己走神了，我還會……」

小李欲言又止。

「還會怎麼樣？」我微感不妙。

「我有時候還會呼自己巴掌，強迫自己專心起來。」她小聲地說出口。

天啊！古有懸梁刺骨，今有巴掌讀書。我頓時心疼極了，也因此頓悟自己先前的看診可能忽略了什麼。

雖然小李的成績如此優秀，但不代表她就沒有「注意力不足症」。

注意力不足過動症比較常發生在男生，外顯的症狀如過動、衝動非常惹眼。但從兒心醫師訓練開始，老師們就諄諄教誨我們，其實**還有另一個常常被忽略的族群：患有「注意力不足症」的女生**。

這些小女生常常乖乖的，不會有過動、衝動的症狀，只是上課、讀書都有點恍神。因為不添亂子，所以老師常常也不會注意到。往往被診斷時，都已經是中學以上的年紀，甚至也有到了上大學、出社會工作，自己覺得困擾才來看診的。

眼前的小李，更是「自我要求高」與「注意力不足」這兩個極端特質的結合。聰明的她，想盡辦法克服自己的不專心，只希望達到自己心中的高標準。然而，在課業與社團越來越繁忙的時刻，她的負荷超過可承受的範圍，便生成了焦慮症。更或者，她早就非常非常焦慮了。

一旁的爸爸按捺不住心疼，激動地大聲道：「怎麼會打自己巴掌?!沒辦法專心也不是想這種辦法啊，這樣是傷害自己欸。爸爸從來沒有要求過你的成績，你怎麼會做到這樣？」

「我沒有打很用力啦，就是想考好咩。」小李委屈地解釋。

「爸爸，小李也是求好心切，她很想考好成績，讓你們開心呀。」我趕緊安撫爸爸的情緒。

「不過，小李很厲害喔，她有發現到自己的注意力問題欸，很少有孩子可以這樣自我覺察的。我建議安排做一下注意力測驗，看看她的注意力持續度是不是真的有比較短，如果有的話，這是可以處理的。」我肯定著小李的自我覺察，一邊提出建議。

一週後，小李和爸爸回診看注意力測驗的報告，她的注意力持續度果然比同年紀的孩子短。聽到這個結果，她竟然有種如釋重負的表情。

「原來不是我不夠認真。我一直以為自己怎麼那麼草莓，別人都可以讀書讀好幾個小時，我怎麼半小時就開始分心了欸。」她釋懷地說道。這段期間，她也上網做了功課，了解什麼是注意力不足症。

「是啊，你真的很厲害欸，自己有發現這個狀況。這才是你焦慮的源頭，對吧？」我問。

「對啊，我很健忘，所以像要接社長，我也很焦慮。因為我本來就很大剌剌的，常常忘記事情。雖然學姊們都很信任我，但我很怕會出大包。每次考試也都是粗心出錯，害我考不到滿分。久而久之，我就很容易緊張，總覺得雖然自己拚命準備了，但好怕會不會臨時又出狀況。」

「醫師，如果我早點發現她這個狀況，她是不是就不用那麼辛苦了？還讀書讀到打自己……」爸爸自責地表示。

「爸爸，小李因為太乖，又太聰明，所以根本沒什麼徵兆能讓你提早發現呀。現在發現也還不晚，很多人到了出社會以後，都還不知道自己有注意力不足呢。」我安慰爸爸。

「對啦，她真的很乖。我也鼓勵她不要放棄排球。我看網路上說，運動也對這種小孩子很好，對不對？」

「是啊，如果可以兼顧，維持運動習慣絕對是有益無害。」我轉向小李。「所以你決定接社長了嗎？」

「嗯！我後來跟副社長說，我很容易忘東忘西，所以有關錢或瑣碎的事情，拜託她都要陪我 double check。但我會努力扮演好領導的角色。」小李沉穩地說道，已經散發著領導者的魅力。

「你都想好了欸，看來你們社團學姊真有眼光！」我打趣地說道。

找出注意力問題並接受治療之後，小李如虎添翼，彷彿解決了她長期以來的心頭大患。在討論之後，我們換上可以幫她集中注意力的藥物，課業上的粗心錯誤減少了，也不再那麼常忘東忘西。隨著她找回自信，焦慮與憂鬱的藥物也漸漸地一一撤除。

這個陽光的排球女孩，努力地平衡著她的自我要求和注意力不足，人生正要起飛。

【兒心醫師想說】

抽絲剝繭，找出孩子面臨的問題核心

大家熟知的過動症，全名為「注意力不足過動症」（ADHD），其實分為「注意力不足」和「過動／衝動」兩個亞型。有些孩子兩類症狀都有，但也有如文中的小李，單純只有注意力不足的症狀，醫學上稱為「注意力不足症」（ADD）。而ADD又特別好發於女生，或是小時候的過動及衝動症狀已改善，但殘存注意力不足症狀的青少年身上。

注意力不足的孩子不只在課業上難以專心，與同儕互動時，也常表現出傻大哥、傻大姊的模樣，生活亂無章法，經常遲到、忘東忘西，甚至和人約好了卻放鴿子，其實是因為他們早就把約會時間忘得一乾二淨。

這些孩子常一臉無辜地說自己不是故意的，他們也確實不想要這樣。久而久之，可能會衍生出焦慮、憂鬱，又讓情況變得更加複雜、棘手。

面對這些青少年，我們需要抽絲剝繭，找出問題的核心，才能各個擊破，幫助孩子找回原本屬於他們的快樂和能力，享受青春。

「終於有個地方，讓我覺得自己是正常人。」

——自在飛翔的妥瑞氏症少女

那天之後，每當我看見白色蝴蝶，總會想著那是不是小穗……

//

我記得很清楚，小穗第一次來到我的診間時是夜診。那時已近晚上九點，因長時間看診而瀕臨昏迷狀態的我，目送看完診的病人一個個離去，原本鬧哄哄的候診區逐漸安靜下來，而門外的那個聲音開始變得格外明顯。

「呃！啊！」

一聲聲短促的喉音，聽得出已拚命壓抑，然而仍從嘴巴迸出這些不能自主的聲音，這是妥瑞氏症患者的典型表現[2]。

我叫了最後一號，聲音的主人推開門進來，綁著馬尾、一身運動服裝的小穗身材十分結實，帶著健康的小麥膚色。

2妥瑞氏症（Tourette syndrome）的患者會出現運動型抽搐（motor tics）和聲音型抽搐（vocal tics）等症狀，患者常有眨眼、抬眉毛、做鬼臉、聳肩，以及不自主發出短促叫聲等症狀，其中聲音型抽搐嚴重時可能產生穢語症（coprolalia），會不自主發出類似髒話的聲音。

妥瑞氏症患者無法控制自己的動作和出聲，症狀也會因壓力而惡化。患者也較一般人容易同時患有注意力不足過動症、強迫症、焦慮、憂鬱等症狀，需要臨床醫療評估，以及學校多方協助。

那時她高二，課業成績優異，在游泳池畔的表現更是讓人驚豔，她的蝶式竟有著國手水準。然而另一方面，從小學就開始顯現的妥瑞氏症和注意力不足過動症，不間斷地困擾著她。

「小時候上課時，我只要一發出聲音，老師就叫我去教室外面罰站，甚至在放學後，把我留下來體罰。」

她雲淡風輕地描述著，我聞言不禁皺起眉頭。

「你不用擔心啦，那時候的老師根本不知道什麼是妥瑞氏症，才會那樣對我。已經都過去啦！現在的學校老師和同學都很好，還是老師叫我來看你的咧！」

看著她又露出陽光笑容，我卻總感覺那樣的堅強，是荊棘滿地的過去淬鍊出的心志。

「欸，你這個醫師不錯，很關心病人，聽到我的過去還會皺一皺眉頭。你開的藥，我願意吃吃看！」

其實妥瑞氏症有藥物可以協助控制抽動症狀，但小穗過去從來不吃。據她說來，要她「看順眼」的醫師開的藥，她才吃，也才會聽醫師的話。

我不知何德何能得到她的信任，開了妥瑞氏症和過動症的處方給她。對於新的藥物，她還算適應良好，妥瑞症狀稍有改善，注意力也進步許多。

///

上了高三的小穗依然忙碌，一邊比賽游泳，一邊準備考試。她因為頭腦聰明、口齒便給，很輕鬆就推甄上了南部大學的教育科系。

「我這個暑假接了好幾場演講。」她興奮又帶點促狹地說：「很多單位想了解妥瑞氏症，你說有誰比我更適合讓他們『了解』呢？我簡直就是妥瑞氏 live 秀嘛！欸，你要不要來聽我的演講？我可以給你ＶＩＰ座位喔！」

一般來說，這種面對大眾的演講，很少有患者願意現身說法，都是像我們這種所謂專業人士上台，用冷冰冰的投影片去解說症狀。

小穗說得沒錯，她的現身說法一定會給很多孩子、家長帶來勇氣。但我卻也擔心她是否能承受這樣的壓力。

不過為避免影響醫病關係，我的原則是盡量不在診間外和病人或家屬有所接觸，這也是大部分精神科醫師遵循的行規。

「雖然我不會去參加你的演講，但我祝福你演講順利。」

回診時，小穗把一片光碟放在桌上。「這是我的演講，你有興趣可以聽聽看。」

我利用空檔看了影片。

講台上的她逐項解釋妥瑞氏症的症狀，說到發聲型抽搐時，突然「啊」了好大一聲，然後幽默地對台下的人說：「所謂發聲型抽搐，就像這樣。」聽眾都笑了。

演講的最後，她說：

「我後來認為，妥瑞氏症對我來說是一個偽裝的禮物。

「我的意思是，這看起來是一件壞事，對吧？但它也讓我學到很多很多……你們學不到的事情。我相信這些在我成為老師的過程中，會讓我變得特別，跟別的老師不一樣。」

台下掌聲如雷，小穗如同一名精采表演後的演員，大方地彎腰向觀眾謝幕。

關上影片檔，我轉向眼前的小穗。她如同一個考試一百分的孩子般，期待地看著我，問我感想。

「你講得很棒，很精采，我想一定會為現場的妥瑞氏症孩子和家長們帶來勇氣。」

我讚許她，但同時仍不禁擔心這樣的曝光，其實也會對她造成壓力。我希望讓她知道，其實**有時候可以不用一直堅強、樂觀沒關係。**

「你說在這場演講之後，你又接了好多場，最近還有游泳全國賽。我在想，你會不會太累？」我謹慎地說出心中的擔憂。

小穗聞言斂起笑容，情緒如同風雲變色，她突然間掉下淚來。

「其實講了這麼多場之後，我越來越覺得空虛。你說得沒錯，很多家長聽完我演講都哭了，活動結束後，跑來拉著我的手，說自己的孩子怎樣怎樣，希望孩子也能像我一樣樂觀……」

她邊掉淚邊說著，在這樣的場合，她好像被當作一個「楷模」，必須樂觀、堅強，但是她其實也會失望、焦慮，也會對嘲笑、欺負她的人生氣。可是這些在演講中，她都不敢說。

「所以你的意思是，聽眾所見的不是全部的你。」我說。

「那些負面情緒，我只能帶來這裡講。因為我怕聽眾知道的話，就會覺得其實我也沒那麼堅強、那麼好，就會不喜歡我。我已經被夠多人不喜歡了……」

一顆顆淚珠不停地從她眼中落下。

其實擁有喜怒哀樂，才是一個完整的人會有的情緒啊。沒有人每天心情都很正向、很樂觀，正如同電影《腦筋急轉彎》裡所描述的一樣，悲傷和憤怒也都有它們的必要性。

過於強裝的全然陽光其實不是真正的健康，而這也正是我對於小穗的擔心。

我說出這些想法，她靜靜地聽著。

「這樣說一說，那種空虛的感覺好像好一點了。我想可能就是我的黑暗面一直在抗議吧，它們在說：『看我看我！為什麼都不讓我出來！』至少它們現在被看見了。」

小穗破涕為笑，又俏皮地演著。

上大學後，雖然學校不在台南，她依然每週坐火車回來看診。後知後覺的我，直到某次她眼角帶著傷來到診間，才驚覺這例行回診對她來說是一趟多艱辛的旅程。

「你怎麼了？」我蹙著眉問，她的眼角腫了一大包。

「沒有啦，就剛剛在火車上，有人嫌我吵。」她掩飾地笑笑，話聲中聽得出委屈。

原來她因為怕吵到其他乘客，一直以來搭火車時，都站在車廂之間的連通道，根本沒進車廂。想到她一路沒有冷氣、顛簸搖晃地站著，我心中不禁一陣酸楚。

不僅如此，今天有個年輕男子在連通道抽菸，她因為菸味的刺激，穢語症一時控制不住，直接飆出類似國罵的聲音。

對方看上去並非善類，一聽之下不得了，直接揪住小穗的衣服，問她剛剛講什麼。小穗一緊張，又穢語得更大聲，對方一氣之下就推她去撞車門。

「這太誇張了吧，根本就是傷害罪了欸！怎麼樣都不能動手啊！」我整個怒火攻心。

「這種事情，我們妥瑞氏症常遇到啦。每個都去告的話，我可能會變成律師事務所的VIP喔！」她竟然還有心情開玩笑。

接著她擔心地說：「欸，我跟你說這個，你不能不讓我回診喔。下次真的不會再跟路人起衝突了啦。我積了一個禮拜的心事要和你說，還要告訴你這次比賽，隔壁水道的男生有多帥欸！」

聰明如她確實猜中我的心思，我正想提出請她別再每週回診了。然而看著那渴求的眼神，我還是把這個要求嚥了回去，只請她下回務必要多加小心，趨吉避凶。

每週搭火車回診固然讓她有地方可以傾訴，但這一路上的危險和委屈，又豈是我所能想像？

／／／

小穗的成長路，就像在火車通道間一樣跌跌撞撞。

雖然讀了教育相關科系，但令人驚訝的是，並非所有教授都理解她的症狀。而她如同打火石一樣的脾氣，友善教授的課，她自是出席率百分百，交出的報告被教授十分賞識，要她寫成研究計畫。

不過碰到對她冷言冷語的教授嘛，她也不是省油的燈。

聽說某堂課的教授特愛叫她上課起來念課本，她一緊張，妥瑞氏的各種症狀樣樣來，輪流替她發聲，最嚴重時甚至連穢語症都出來湊熱鬧。教授竟見獵心喜地抓住她的痛處，訓斥：「你對師長不敬，拿著課本去外面罰站。」

「去就去！教室外面藍天白雲，我幹麼待在那烏煙瘴氣的地方。我站在走廊越想越氣，就把課本撕下來，揉一揉從窗戶丟進去，可惜沒打到老師。」她不疾不徐地描述了案發現場，而我聽得渾身冒冷汗。

毫不意外地，小穗的各科成績不是逼近滿分，就是被死當。偏偏有些被當的科目又是必修，到大二過後，需要重修、被擋修的科目讓她簡直讀不下去了。眼見我又要開始碎念她的衝動行為，她急忙轉移話題。

「我跟你說喔，上次帶我寫研究計畫的那個老師說，她可以幫我申請到國外交換。」

「真的嗎？去哪裡？」那位老師很欣賞小穗的活潑思考，在系上也常常幫她說話。

「美國。她說像我這樣特別的學生，美國那邊的環境比較開放，也可以去那裡看看先進國家學校對特殊學生的服務。」

她的眼裡綻放光芒，彷彿已經呼吸到美國自由的空氣。

透過那位教授，她順利申請到美國交換生的身分，用之前參加游泳比賽存下的獎金與各種獎學金當旅費，開始興奮地準備要出國。

「到了那邊安定下來後，記得先去找學校的諮商中心，問問看有沒有人可以跟你定期討論你的狀況。還有，交換生的保險有沒有協助醫療這個部分……」

小穗臨行前，我還是很擔心她在那裡的醫療服務無以為繼，諄諄叮囑。

／／／

小穗出國後，一去就是一年多，再沒有她的消息。於是當她再次出現在候診名單上，不禁令我感到非常久違。

她戴著鴨舌帽，身上依然一派運動穿著，背個大背包。

「嗨，好久不見。你很久沒出國了吧？給你看看金門大橋聞香一下。」

她掏出手機，美國知名的大峽谷、黃石公園、太浩湖全去了。她快樂地說著在那裡冬天滑雪、夏天衝浪，朋友有白人、黑人、印度人、韓國人等等，學校的泳池有多大、多豪華……語速之快，自顧自地描述著美國的生活，倒像是怕我發問似的。

簡直像被旅遊節目轟炸的我，總算逮著一個空檔，問她回國後有什麼打算。

「我要回美國。」她勉強笑笑，又拿出手機，打開一張圖。「喏，我叫你看完這些照片，怎麼這麼沒耐心，你也ＡＤＨＤ是不是？來來來，你判讀一下這張影像。」

那是一張腦部核磁共振的影像，看得出有一顆不小的腫瘤。不是影像醫學專科的我，雖然看不出是什麼類型的腫瘤，但從不均勻的黑白顏色來看，也能知道那不是好東西。

「這是？……」我遲疑地問。

她雲淡風輕地笑笑。

「有一天，我在游泳池邊正準備下水，突然間就不省人事了。後來被送去急診，醫師說我 seizure attack，癲癇發作。腦部影像一照，就長這樣。」她不疾不徐地說著：「幸好不是在水裡，不然說不定我就溺斃，看不到你了，哈哈哈！」

「那，你回台灣治療了嗎？」我胸口有種悶悶的感受。今天不是旅遊節目嗎？怎麼突然急轉直下了？

「那邊的醫師告訴我開刀的成功率極低，很有可能開下去就不會再醒來。美國醫師說的話應該很可信吧？所以我不打算治療了。如果我接受治療，你現在看到的我應該就不會是這樣。不，應該說，我根本不會有力氣來見你。」

她看起來仍然如此健康，完全不像身患絕症的人。我說不出話來。

「我這次回來，是想和我在台灣在乎的人們告別，也想告訴你們，我在美國過得很開心，我覺得那裡才是我的家。你知道嗎？那裡的老師從來不會為了我發出聲音而責備我，朋友們跟我出去也從來不會覺得丟臉，甚至有路人不友善，他們也會保護我。你要我去找諮商中心，但我根本不需要，我在美國覺得自己就是一個正常人。你可以放心，我過得很快樂，我希望餘生在那裡度過……只是捨不得你們。」

她又談起往事，彷彿每次看診的情景都歷歷在目。我心裡卻不斷閃過要不要勸她至少去詢問神經外科醫師的治療建議，或是化療、放射治療的種種念頭。但到頭來，我知道那只是出自我自私的盼望。

「所以，你已經訂好出國的日期了嗎？」到頭來，我只能問出這樣的問題。

「我希望越快越好。醫師說我的時間只有幾個禮拜了，只要那顆壓到腦幹，我隨時可能停止呼吸。我希望在那之前，可以回到我最快樂的地方。今天來，是想告訴你，我真的很謝謝你，**在我人生最黑暗的時刻，你這裡就是我的燈塔。**」

我端詳著小穗，她看起來真的很健康，連以往總是不停歇的妥瑞氏症狀都彷彿澈底消失了。

我實在無法相信眼前這個人只剩幾週的生命。

結束看診時，我列印了回診單給她。

「幹麼還給我這個？」她看著手中的紙，笑著說。

「誰知道呢？說不定有颱風啊，班機會延誤啊。先幫你掛好，你不知道我的門診現在很難掛嗎？」我嘴上強撐地說著，心中卻已不是五味雜陳可以形容。

「好啦，你真三八。掰。」她瀟灑地站起身，對我一揮手。

一直到她離開診間，我都覺得彷彿下禮拜還會再見到她。

但我終究沒能再見到她。

///

幾週後，某個星期三下午，正是兒心醫師最忙碌的門診時段，突然有一個女生閃進門診，說有話跟我說。

「我是小穗的朋友。」她匆匆地自我介紹。「小穗她……這禮拜一走了，星期五會舉行告別式。」

「什麼？怎麼走的？」震驚的我，連話都問不清楚了。

「應該是睡夢中突然間走的。聽說被發現的時候，就已經沒有任何生命跡象了。」她朋友的聲音彷彿從外太空傳來，很慢，卻很清晰。「她出國前，交代我如果她離開了，要把這些東西給你。」

她遞過一個牛皮紙袋，點個頭，就閃出了診間。

我把紙袋放進抽屜，關起來。面對著診間外仍然長長候診的人龍，我深吸口氣，換上過分親切的笑容，一個病人接一個病人地繼續看下去。

直到最後一位病人離開，外面已是深沉的夜晚。我獨自坐在診間，打開抽屜，拿出牛皮紙袋。

袋子有點厚度，沉沉的。

裡面是一疊厚厚的紙，還有一張卡片。

謝醫師：

當你看到這張卡片時，我應該已經不在了。說了再多次的謝謝也不夠，你千萬不要為我的離開而自責。幫我照顧好妥瑞氏症的小朋友們。

以後你看到白色蝴蝶時，記得那就是我。像出國的飛機一樣，對我來說，那是自由自在地飛翔。

小穗

我倒出那疊Ａ４一半大小的紙，滿滿的回診單，一張一張都平整地保留著。從她高二第一次來看診，到前幾個禮拜，我最後一次硬塞給她的那張回診單。

五年的回診單。

診間的時鐘滴答滴答地走著。

【兒心醫師想說】

將患者的期待背上身，竭力前行

或許對於精神科醫師或兒心醫師來說，醫病關係是一條繩索，這端繫著病人，那頭繫著醫師。我們嘗試以一段相對穩定的關係來陪伴個案，希望能撫慰創傷，陪著病人走過一段路。

然而，當病人墜落時，醫師又該如何處理這樣的失落呢？

拾起他們留下的隻字片語，將期待背在身上，繼續往前，繼續拉著剩下的繩索，直到沒有力氣……天職如此，唯有鞠躬盡瘁。

醫師也是人，也有離開的一天，屆時，也許能在某處和先走的老病人們再相見吧。

【新書分享會】

《親愛的小孩，今天有沒有哭》

——兒少精神科醫師與他陪伴的風雨家庭

謝依婷（兒童青少年精神科主治醫師）

2023／08／12（六）

時間｜7：00PM

地點｜政大書城台南店

（台南市中西區西門路二段120號B1）

洽詢電話：(02)2749-4988

＊免費入場，座位有限

國家圖書館預行編目資料

親愛的小孩，今天有沒有哭 ：兒少精神科醫師與他陪伴的風雨家庭／謝依婷著. -- 初版. -- 臺北市：寶瓶文化事業股份有限公司, 2023.07
面；　公分. -- (catcher ; 111)
ISBN 978-986-406-371-0(平裝)
1.CST: 兒童精神醫學 2.CST: 青少年精神醫學
3.CST: 親子關係
415.9517　　　　112010759

Catcher 111

親愛的小孩，今天有沒有哭

——兒少精神科醫師與他陪伴的風雨家庭

作者／謝依婷（兒童青少年精神科主治醫師）
企劃編輯／丁慧瑋

發行人／張寶琴
社長兼總編輯／朱亞君
副總編輯／張純玲
編輯／林婕伃
美術主編／林慧雯
校對／丁慧瑋・劉素芬・陳佩伶・謝依婷
營銷部主任／林歆婕　業務專員／林裕翔　企劃專員／李祉萱
財務／莊玉萍
出版者／寶瓶文化事業股份有限公司
地址／台北市110信義區基隆路一段180號8樓
電話／(02)27494988　傳真／(02)27495072
郵政劃撥／19446403　寶瓶文化事業股份有限公司
印刷廠／世和印製企業有限公司
總經銷／大和書報圖書股份有限公司　電話／(02)89902588
地址／新北市新莊區五工五路2號　傳真／(02)22997900
E-mail／aquarius@udngroup.com
版權所有・翻印必究
法律顧問／理律法律事務所陳長文律師、蔣大中律師
如有破損或裝訂錯誤，請寄回本公司更換
著作完成日期／二〇二三年三月
初版一刷日期／二〇二三年七月
初版二刷日期／二〇二三年七月三十一日
ISBN／978-986-406-371-0
定價／三五〇元

Copyright©2023 by Yi-Ting Hsieh.
Published by Aquarius Publishing Co., Ltd.
All Rights Reserved.
Printed in Taiwan.

AQUARIUS 寶瓶文化事業

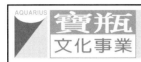

愛書人卡

感謝您熱心的為我們填寫，
對您的意見，我們會認真的加以參考，
希望寶瓶文化推出的每一本書，都能得到您的肯定與永遠的支持。

系列：Catcher 111 **書名：親愛的小孩，今天有沒有哭——兒少精神科醫師與他陪伴的風雨家庭**

1.姓名：__________ 性別：□男 □女

2.生日：____年____月____日

3.教育程度：□大學以上 □大學 □專科 □高中、高職 □高中職以下

4.職業：__________

5.聯絡地址：______________________________

聯絡電話：__________ 手機：__________

6.E-mail信箱：____________________

□同意 □不同意 免費獲得寶瓶文化叢書訊息

7.購買日期：____ 年 ____ 月 ____日

8.您得知本書的管道：□報紙／雜誌 □電視／電台 □親友介紹 □逛書店 □網路 □傳單／海報 □廣告 □瓶中書電子報 □其他

9.您在哪裡買到本書：□書店，店名________ □劃撥 □現場活動 □贈書

□網路購書，網站名稱：________ □其他________

10.對本書的建議：（請填代號 1.滿意 2.尚可 3.再改進，請提供意見）

內容：__________________

封面：__________________

編排：__________________

其他：__________________

綜合意見：______________________________

11.希望我們未來出版哪一類的書籍：______________________

讓文字與書寫的聲音大鳴大放

寶瓶文化事業股份有限公司

（請沿此虛線剪下）

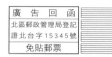

廣 告 回 函
北區郵政管理局登記
證北台字15345號
免貼郵票

寶瓶文化事業股份有限公司 收

110台北市信義區基隆路一段180號8樓

8F,180 KEELUNG RD.,SEC.1,

TAIPEI.(110)TAIWAN R.O.C.

（請沿虛線對折後寄回，或傳真至02-27495072。謝謝）